15th ANNIVERSARY　Quintessence DENTAL Implantology 別冊

インプラントのための軟組織マネジメントを極める

Osseointegration study club of Japan
オッセオインテグレイション・スタディクラブ・オブ・ジャパン
15th ミーティング 抄録集

監修：水上哲也

編集：
牧草一人　小川洋一　勝山英明　白鳥清人
林　美穂　日髙豊彦　船登彰芳　松井德雄

本別冊は、2016年7月29日（金）～31日（日）にベルサール飯田橋ファーストにて開催された"オッセオインテグレイション・スタディクラブ・オブ・ジャパン15thミーティング"を再編集したものである。

クインテッセンス出版株式会社　2017
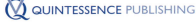
QUINTESSENCE PUBLISHING

Berlin, Barcelona, Chicago, Istanbul, London, Milan, Moscow, New Delhi, Paris, Prague, São Paulo, Seoul, Singapore, Tokyo, Warsaw

はじめに：会長の言葉

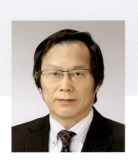

OJ15回記念大会を振り返って

OJ会長 水上哲也　Tetsuya Mizukami

OJ 年次大会15年の歩み

2016年7月29日(金)〜31日(日)の3日間にわたり、記念すべき第15回OJ年次ミーティングが500名以上の参加者を集め開催された。日曜日午後のセッションに至るまで、ほとんどの参加者が帰ることなく熱心に聴講されたことは印象的だった。このような記念すべき大会を終え、立ち止まって過去を振り返ることは、OJの将来へのさらなる発展のために大切である。そこで、まずはOJの15年の歩みを振り返ってみたい。

OJ第1回年次ミーティングは2002年5月18、19日の両日、東京の笹川記念会館にて開催された。初代会長は岡田隆夫先生。岡田先生はOJを成功裏に開催するため、各地域、各スタディグループのリーダーを直接訪問するなど並々ならぬ努力をされ、会は多くの参加者数を得て盛会となった。本年次ミーティングは、五十音順に、糸瀬正通先生、榎本紘昭先生、小野善弘先生、小宮山彌太郎先生、佐藤直志先生、故・添島義和先生、内藤正裕先生、中村社綱先生、山﨑長郎先生といった、そうそうたるファウンダーにより講演が行われた。

OJはUSC(南カリフォルニア大学)とのつながりも深い。Dr. Roy T. Yanase(**図1**)を中心としたスタディグループであるOsseointegration Study Club of California (OSCSC)の影響を受け、モデルとし、新しい「垣根を越えた」スタディグループとして多くの人々の期待を集め誕生した。

翌2003年より、若手の登竜門としてミッドウィンターミーティングが開催されることになった。これより発表者のプレゼンテーションを5項目の評価シートを用いて審査することとなった。以後このシートによる評価は、現在も形を変えながら継続している。同年に開催された第2回年次ミーティングも盛会となり、OJはその地位を確立した。当初の主要メンバーはおおむね40代の役員であったが、毎回つねに熱いディスカッションが行われ、その熱い議論がOJの特徴の一つとなった。

OJの年次ミーティングのテーマも、時代を反映して変化してきた。2005〜2006年頃には骨造成が全盛期を迎えた。発表内容も骨造成に関するものが増え、GBRによって垂直・水平的骨形成した驚異的な臨床ケースが発表された。

第5回年次ミーティング(宮本泰和会長)は『インプラントのための再生療法』をテーマに開催された。その後プリザベーション、即時埋入とテーマは移っていきながらもつねに参加した会員に多くの情報やアイデアを提供した。そのなかでインプラント治療をより確実に行う必要性が叫ばれた。

第6回年次ミーティング(木原敏裕会長)は『より確実なインプラント治療を求めて』をテーマに開催された。一方でインプラント治療の予知性の向上と普及とは裏腹に、抜歯のタイミングに対する議論がたびたび起こるようになってきた。

第9回年次ミーティングは、上田秀朗会長のもと福岡で開催されたが、このときのテーマは「天然歯VSインプラント」であった。そこで私たちは今一度抜歯の基準を見直し、インプラント治療を考え直すきっかけを得た。

10周年を迎えた第10回記念大会(夏堀礼二会長)は、東日本大震災復興支援大会として2011年7月9日、10日ベルサール東京にて開催された(**図2**)。そこでは「長期成

水上哲也

功症例の分岐点」をテーマとして、10年振りにファウンダーによる講演が行われ、その圧倒的な迫力は会員に大きな感銘を与えた。そして、OJ年次大会は東京だけでなく会長の所在地で開催されるようにもなった。

第11回年次ミーティングは、第9回福岡大会に続いて東京を離れ、夏堀礼二会長のもと青森復興支援を兼ねて八戸にて開催された。このとき「日本のインプラント治療におけるスタディグループの役割」と題してClub 22、デンタルコンセプト21、SJCD、5-D Japan、九州グループ、JIADS各グループがそれぞれ代表演者を数名選出し、グループ対抗といったイメージでシンポジウムを開催し、大いに盛り上がった。

第13回年次ミーティング(鈴木真名会長)は、デジタルテクノロジーの風潮を反映してCAD/CAMテクノロジーをテーマに開催された。各演者の講演は次代のインプラント治療への期待を膨らませた。

第14回年次ミーティングは、2回目となる福岡での開催となった。多くの参加者が全国より集結し、昼夜問わずに盛り上がった。福岡(博多)での年次大会開催は多くの会員に魅力的に映ったようであった(図3)。テーマは「長期予後確立に向けた治療戦略」であった。

第15回記念祝賀会

組織は、老化や退化を防ぎながら成熟していかなければならない。慢性的な不満は組織を停滞させ、組織活動を疲弊させ、イライラした感情を募らせる。このようなネガティブな感情に対して私たちがまず行わなければならないことは、「感謝」の気持ちを持つことである。

私たち日本人は、古くから感謝の心を大切にしてきた。「いただきます」や「ごちそうさま」は、料理を作ったり、よそってくれた人たちに表す感謝の言葉である。

15周年を迎え、私たちが行ったことは、この会を懸命な努力で設立し、多忙な中で運営に尽力してくれた人たちに感謝の気持ちを示すこと、そして会員の方々にOJ会員であることの魅力を感じてもらうため、記念祝賀会を開催することであった。祝賀会は白鳥清人常任理事のリーダーシップのもと、料理からイベント企画にいたるまでゆきとどいたものとなり、多くの参加者に楽しんでいただいた。

また、ファウンダーや歴代会長に感謝状を贈呈し、盛況のうちに祝賀会は終了した(図4)。

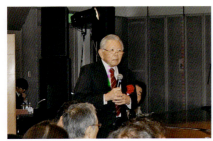

図1 会に参加された際にはいつも中立かつ教育的なコメントを述べられるOSCSCのRoy T. Yanase先生(写真は2015年の年次ミーティング開催時)。

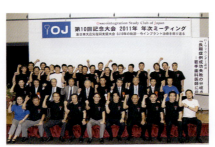

図2 東日本大震災復興支援大会として開催された、2011年の第10回記念大会。翌年の復興支援を兼ねた八戸における大会への布石となった。

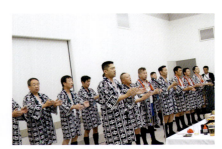

図3 福岡で開催された2015年の年次ミーティングの懇親会でのアトラクション。博多山笠、中洲流れの方々による祝い目出度の合唱が披露された。

はじめに：会長の言葉

 第15回記念大会

　第15回記念大会の大テーマは「軟組織」であった。この大テーマのもと「ソフトティッシュミーティング」と題してシンポジウム企画が練られた。準備にあたり、前年度末から実行委員会が組織された。頻繁に実行委員会が開催され協議がなされた。このボランティアの委員会は、15周年を大きく盛り上げる原動力となった。

　さらに、OJ初めての企画として軟組織を題材とした実習セミナーが企画された。講師は中田光太郎先生、瀧野裕行先生の両名。初めての試みであったが、募集直後より多くの申し込みをいただき、早々と締め切りとなる人気ぶりであった。2015年のGiovanni Zucchelli先生による来日講演の盛り上がりがそのまま引き継がれているかのような、熱気にあふれたハンズオンコースとなった（詳細は134ページのレポート記事を参照されたい）。

　シンポジウムは、軟組織をテーマに、前半はインプラント埋入部のマネジメント、そして後半は上部構造に関連するマネジメントに分けられた。いずれも目を見張るような講演ばかりで、会場には緊張感とともに一体感が漂った（図5）。OJメンバーのポテンシャルの高さを実感したのは私だけではなかったと思う。

　また同時に、次代の演者による講演も印象的であった。教育講演も素晴らしい内容で、前会長の鈴木真名先生は世界に誇る治療技術を聴衆に示した。会員発表、正会員コンテストも例年以上にレベルが上がり、いずれも甲乙付け難い内容であった（図6）。

　3日間にわたる年次大会は無事終了し、余韻を残しながら散会となった。本大会において準備から運営にいたるまで本当によく働いてくれた実行委員の先生方、大会長、副実行委員長、企画委員長には、心から感謝を申し上げたい（図7）。

 16年目からのOJ

　15回記念大会を終え、このようなすばらしい、日本を代表する臨床医が集まったOJの灯を絶やしてはいけないと改めて感じた。OJは日本を代表とする多くのスタディグループのリーダーが集まり、各グループの会員が一堂に介した希有で貴重なスタディグループである。

　そこでは各会の代表として参加していても、一個人、一会員としての中立的な立ち位置が必要となる。積極的

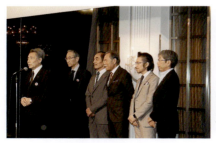

図4　15周年記念祝賀会ではファウンダーの先生方にご列席いただいた。

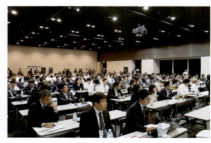

図5　会場の様子。多くの聴衆が参加し、終始熱気と緊張感にあふれた。

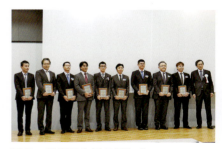

図6　新規正会員の授与式。

な参加と主張、そして譲歩が適切に組み合うことで調和が生まれる。今後も互いの違いを認めながら主張と譲歩を重ね、より良い会となっていくことを期待したい。

そして今後も、OJ年次ミーティングはインプラント臨床医の目標であってほしいと切に願う。そのためOJは老化することなく、時折リセットしながらも進化してほしい。16年目を迎えたOJは、三好敬三新会長のもとさらなる進歩に期待したい。

最後に、任期中に私を支えていただいた役員、会員の皆様に、今一度心より感謝を申し上げたい。

OJの誓い

私たちOJは、スタディグループあるいはインプラントシステムの垣根を越えて集まった有志による歯科医師あるいは歯科関係者の集合体である。その目的はスタディグループ間の交流、情報交換のみならず、互いの研鑽による技術の向上、インプラント臨床に真摯に取り組む次世代の臨床医の育成、そして日本におけるインプラント治療の発展に寄与貢献することである。このため私たちOJの会員は互いの「違い」を認め、そのうえで建設的な活動を行い、インプラント臨床において先進的な役割を果たすことを目標とする。

そもそも国や民族や宗教によって価値観や考えが異なるように、それぞれの地域や環境の中で育まれた各スタディグループの会員が、微妙な考え方の違いや理念をもつことは不思議ではない。ただ、それらの人々が共同体として前向きな活動を行うためには基本的なルールを守らなければならない。それぞれが考えや価値観が違うという事実を認め合うこと、すなわち「Agree to Disagree」の精神を持つことが必要不可欠である。

この目的のため、私たちOJは以下のような理念が大切であると考え「OJ会員の誓い」として遵守する。

①個人としての意見や発言は遠慮せずに述べる。しかしながらその発言は他人の人格を否定するものであってはならない。
②違う意見や考えを理解すべく質問や意見を述べる。ただし、その違いを認めるべきところは認め、理解する努力を怠らない。
③他の考えや治療コンセプトに違いがあればその理由を探り理解する努力をするが、違う考えを自身が採用せずともその内容が敬意に値するものであれば尊敬の念をもつことを忘れてはならない。

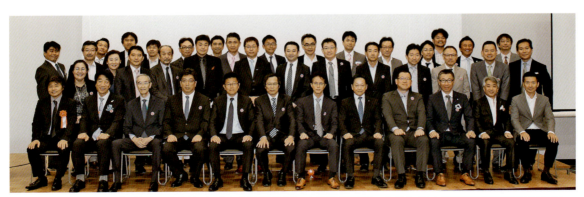

図7 本ミーティングの演者、役員および大会運営者らによる集合写真。今後もOJの進歩に期待を寄せたい。

■ 企画趣旨

OJ 2016年 年次ミーティングにおける企画趣旨について

OJ 常任理事／企画委員長 **小川勝久** Katsuhisa Ogawa

　2016年。OJ（Osseointegration Study Club of Japan）は、発足から15年を迎えた記念の年となった。

　その間、欠損補綴における機能回復が大きな目的であったインプラント治療は、さまざまな基礎研究や多くの臨床治験から、これまでは成しえなかった歯科医療を支えるものとして進歩を遂げてきた。

　一方、歯科医療は芸術ではないものの、確かにアート的な部分も存在し、そこには科学的裏付けが必要であり、インプラント治療においても、審美性の追求は必然ともいえるものだった。

　さらに、近年、Giovanni Zucchelli や Otto Zuhr らの軟組織に対する審美的な形成外科が紹介され、世界の潮流にもなってきた。

　このような背景から、水上哲也会長以下、三好敬三大会会長、企画委員、実行委員を中心に、執行部・役員一同は、OJ15年記念大会を成功裏に導くため、「ソフトティッシュミーティング」と題して軟組織のマネジメントをテーマに、OJ が擁する著名なスペシャリストを演者・座長に据えての企画を検討してきた。

　その中で、初めての試みとして、OJ ならではのハンズオンコースも企画した（**図1**）。そこには、年次大会のテーマに沿った講義と実習を行い、結合組織の採取・移植の理論と手技を解説していただくことで、より年次ミーティングでの理解を深める目的があった。講師は、中田光太郎先生、瀧野裕行先生にお願いをし、年次大会前日の金曜日午後の開催とした。

　初日は、従来どおり、2月に行われたミッドウインターミーティングでの優秀な講演を行った6名の先生方による講演と、正会員コンテストと呼ばれる新進気鋭の4名の演者による OJ アワードを目指した発表を企画した。この中から若干名が、OSCSC（Osseointegration Study Club of Southern California）に OJ 代表演者として Los Angeles に派遣された。

　2日目は、午前・午後を通して、前述のとおりソフト

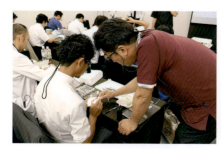

図1 初めての試みとして行われたハンズオンコース。本大会のテーマに沿い、結合組織の採取・移植の理論と手技を学ぶ内容で行われた。

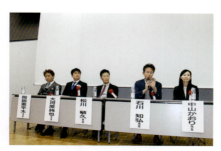

図2 歯科医師・歯科衛生士のコラボレーション講演も行われたシンポジウム1のディスカッション風景。

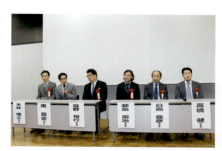

図3 歯科医師・歯科技工士のコラボレーション講演も行われたシンポジウム2のディスカッション風景。

小川勝久

ティッシュミーティングと題した8演題を企画。各講演は各領域の第一人者による、インプラント周囲の軟組織のマネジメントに主眼を置いた講演をお願いした。

教育講演では、信藤孝博先生には軟組織の病理学的背景から、鈴木真名先生には臨床的側面からご講演をいただき、基礎と臨床をつなぎ理解を深めることを目的とした。

シンポジウム1は「インプラント埋入部の軟組織マネジメント」とし、軟組織移植の診断や手技とその限界や問題点を解説していただいた。シンポジウム2は「上部構造との調和のための軟組織マネジメント」とし、歯肉縁下からの補綴形態の関係や臨床的配慮について言及し、解説していただいた。

また併せて、歯科医師と歯科衛生士とのコラボレーションによる講演(**図2**)、歯科医師と歯科技工士によるコラボレーション講演(**図3**)も企画した。これは、インプラント治療を行うにあたり、歯科医師と歯科衛生士や歯科技工士が、手術や治療・上部構造製作・メインテナンスに至るまで同じゴールや共通意識を持つことの重要性を、歯科医師・歯科衛生士・歯科技工士に再認識していただくことが狙いでもあった。

なお、寺本昌司常任理事のご尽力により、歯科衛生士セッションでは、4名の著名な歯科衛生士にご登壇いただき、ソフトティッシュマネジメントにかかわる術前・術後の歯科衛生士の役割について解説いただいた(**図4**)。

歯科技工士セッションでも、卓越した技術をもつ4名の歯科技工士の先生方にご登壇いただき、多岐にわたる観点から、上部構造での形態や審美性の再現についてご講演いただいた(**図5**)。

最後に、聴講された方々におかれては、登壇した演者らの理論に裏付けされ知識や技術だけではなく、インプラント治療やプラスティックサージェリーへの姿勢や情熱も学び取っていただけたとすれば幸いである(**図6**)。

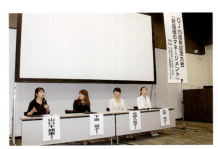

図4 歯科衛生士セッションのディスカッション風景。ソフトティッシュマネジメントにかかわる術前・術後の歯科衛生士の役割について議論された。

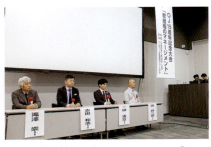

図5 歯科技工士セッションのディスカッション風景。多岐にわたる観点からインプラント上部構造の形態や審美性について議論された。

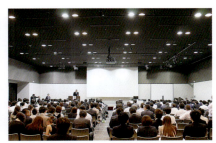

図6 大会を通じて終日満席となった会場。

■目次

シンポジウム1　インプラント埋入部の軟組織マネジメント

インプラント埋入前の軟組織の増生
―抜歯後のインプラント治療―　　　　　　　　　　　　　　岡田素平太　　**14**

結合組織移植による歯間乳頭再建の限界と可能性　　　　　　大河原純也　　**18**

審美領域でのインプラント修復
―自然感あふれる審美修復を目指して―　　　　　　　　　　松川敏久　　**22**

インプラント周囲軟組織増生手術における
歯科医師＆アシスタントの目からウロコのコンビネーション　石川知弘、中山かおり　　**26**

シンポジウム2　上部構造との調和のための軟組織マネジメント

補綴装置の歯肉縁下カントゥア
―その臨床的配慮について―　　　　　　　　　　　　　　　木林博之　　**34**

自然感を創出させるためのインプラント修復の考察　　　　　南　昌宏　　**38**

The Pink Esthetics
―天然歯との調和を目指して―　　　　　　　　　　　　　　瀧野裕行、都築優治　　**42**

Prosthetic management for optimal esthetics　　　　　　日髙豊彦、高橋　健　　**48**

教育講演

微小循環のモルフォロジー
―軟組織移植の生着過程を探る―　　　　　　　　　　　　　信藤孝博　　**56**

インプラント周囲軟組織の再建　　　　　　　　　　　　　　鈴木真名　　**62**

Contents

会員発表

L-PRF（Leukocyte-Platelet Rich Fibrin）を用いた組織再生術の臨床応用 …… 木津康博 **70**
―再生医療により歯科インプラント治療はどのように変化するか―

インプラント周囲炎治療 …… 鳥潟隆睦 **76**
―Water Micro Explosion Method のインプラント周囲組織再生への応用―

臼歯部咬合崩壊をともなう広汎型慢性歯周炎患者に対する …… 山口文誉 **82**
インプラント治療を用いた咬合再構成症例

Morphology and Material Selection in Full Bone Anchored Bridge Cases …… 下田　徹 **88**

X 線画像を用いたインプラント荷重時期の推測 …… 月岡庸之 **94**

インプラントのガム付き補綴物における発音障害について …… 木村智憲 **100**

正会員コンテスト

三次元的な骨造成における GBR 法の実際 …… 三木通英 **108**
―GBR 骨の経年的な変化に関する組織学的考察を中心に―

骨造成の必要性について …… 藍　浩之 **114**

GBR を成功に導く画期的な減張切開法の新提案 …… 猪子光晴 **120**
―The upward motion scissors technique―

顎顔面領域への総括的アプローチ …… 大谷　昌 **126**
―デジタル診断から顎位の安定、顔貌の改善へ―

ハンズオンコース／歯科技工士／歯科衛生士セッションレポート

日本を代表する両講師が共演した軟組織マネジメントのハンズオンコース …… 岩野義弘 **134**

歯科技工サイドからの軟組織へのアプローチ …… 戸田勝則 **136**
―デザイン、マテリアル、コンセプトの重要性―

軟組織マネジメントにおける歯科衛生士のさまざまな役割 …… 蓮井恵理 **138**

執筆者一覧 (五十音順、敬称略)

藍　浩之(あい歯科)

石川知弘(石川歯科)

猪子光晴(いのこ歯科医院)

岩野義弘(岩野歯科クリニック)

大河原純也(ありす歯科医院)

大谷　昌(オオタニデンタルクリニック)

岡田素平太(オカダ歯科クリニック)

木津康博(木津歯科)

木林博之(きばやし歯科医院)

木村智憲(木村歯科医院)

下田　徹(オパールデンタルクリニック)

鈴木真名(鈴木歯科医院)

高橋　健(Dental Laboratory Smile Exchange)

瀧野裕行(タキノ歯科医院)

月岡庸之(つきおか歯科医院)

都築優治(Ray Dental Labor)

戸田勝則(T&S プランニング)

鳥潟隆睦(りゅうぼく歯科)

中山かおり(石川歯科)

信藤孝博(のぶとう歯科医院)

蓮井恵理(寺本デンタルクリニック)

日髙豊彦(日高歯科クリニック)

松川敏久(松川歯科医院)

三木通英(サクラデンタルクリニック神戸)

南　昌宏(南歯科医院)

山口文誉(山口歯科医院)

15th ミーティング委員およびファウンダー (五十音順、敬称略／2016年7月30日時点)

会長
水上哲也

副会長
石川知弘、瀧野裕行、三好敬三

特別顧問(常任理事兼任)
上田秀朗、岡田隆夫、木原敏裕、鈴木真名、夏堀礼二、宮本泰和

常任理事
浦野　智、小川勝久、奥田裕司、勝山英明、金成雅彦、北島　一、工藤淳一、白鳥清人、
高井康博、立木靖種、土屋賢司、寺本昌司、牧草一人、増田長次郎、松島正和、矢野尚一、
山下恒彦

ファウンダー
伊藤雄策、糸瀬正通、榎本紘昭、大塚 隆、小野善弘、河津 寛、河原英雄、
小宮山彌太郎、佐藤直志、菅井敏郎、内藤正裕、中村公雄、中村社綱、波多野尚樹、
細山 愃、本多正明、村上 斎、森本啓三、山﨑長郎

シンポジウム1
インプラント埋入部の軟組織マネジメント

岡田素平太　SOHEITA OKADA

大河原純也　JUNYA OKAWARA

松川敏久　TOSHIHISA MATSUKAWA

石川知弘　TOMOHIRO ISHIKAWA
中山かおり　KAORI NAKAYAMA

シンポジウム1

インプラント埋入前の軟組織の増生
―抜歯後のインプラント治療―

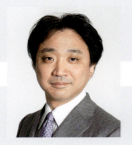

岡田素平太　Soheita Okada　（東京都開業）

1993年　日本大学松戸歯学部卒業
1998年　オカダ歯科クリニック開業
2013年　日本大学松戸歯学部歯科放射線科教室研究講座員
OJ 正会員、CID 理事、日本顎咬合学会認定医、
日本口腔インプラント学会会員、日本歯科放射学会認定医

はじめに

抜歯後のインプラント治療に関して、第5回ITIコンセンサス会議議事録では、「審美部位に関して、バイオタイプが thin-scallop である症例や、抜歯後即時埋入もしくはリッジプリザベーション（歯槽堤保存術）時にインプラントを埋入する部位においては、角化歯肉を増生することの意義、利点について検討する必要がある」との内容が記載されている[1]。

本稿では、この考えに基づいて、上皮付き結合組織を移植することによる抜歯後のバイオタイプの変換について報告したい。

インプラント周囲の角化歯肉の重要性

まず、インプラント周囲の角化歯肉の重要性を改めて考えてみたい。Evans と Chen[2] はインプラント埋入後、thin-scallop のバイオタイプが thick-flat のバイオタイプと比較して、1mm の粘膜退縮を示す頻度が高かったと報告している。これによれば、インプラント周囲を thick-flat のバイオタイプにすることにより、粘膜退縮が減少すると考えられる。

厚い歯肉に変換する基準として Bouri ら[3] は、歯肉の幅についての長期的な経過をもとに、インプラント周囲の角化歯肉の幅径が 2mm 以上だと平均的歯槽骨吸収量が少なく、軟組織が健全な状態になると結論づけた。また、歯肉の厚みについて Jung ら[4] は、インプラント周囲の角化歯肉の厚みを 2mm 以上獲得することより、補綴物によるディスカラーレーション（中間構造体および補綴物による歯肉の変色）を防げると報告している。これにより、補綴物の材料に関係なく角化歯肉の厚さは最低でも 2mm 以上獲得する必要がある。

第5回ITIコンセンサス会議議事録では、インプラント周囲には幅 3mm、厚さ 2mm 以上の角化歯肉が必要であると報告[1]されているが、これらインプラント周囲の角化歯肉の獲得のために、現在2つのタイミングが考えられる。それは、
①インプラント埋入前の軟組織増生
②インプラント埋入時の軟組織増生
であり、これらはリッジプリザベーションの中の軟組織の保存に分類される（図1）。

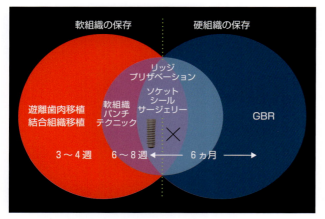

図1　硬・軟硬組織の保存について考えると、リッジプリザベーションは歯槽堤内限定で過剰な硬・軟硬組織増生の術式ではない。

インプラント埋入前の軟組織の増生
―抜歯後のインプラント治療―

岡田素平太

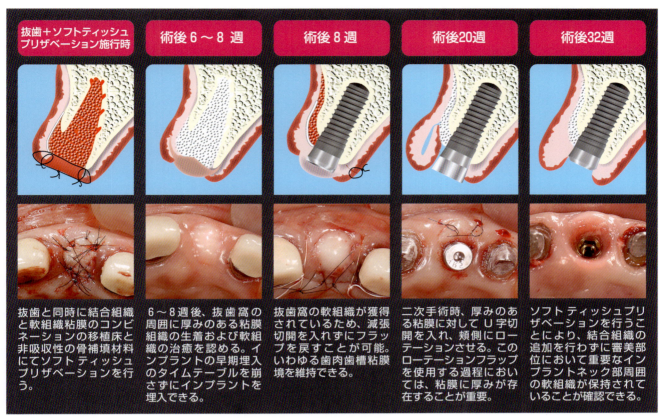

図2 ソフトティッシュプリザベーションの治療の流れ。(文献6より引用)

角化歯肉獲得のための術式：リッジプリザベーション

Jungら[5]は、軟組織を保存する際に、口蓋組織に直径6〜8 mm、厚さ2〜3 mmの口蓋歯肉片を採取するため、歯肉パンチを使用し、顕微鏡下で6〜10ヵ所の単純縫合により、ダイヤモンドバーにて削合した抜歯窩創縁部と移植片を緊密に適合させる重要性を説いている。ここで使用する骨補填材料としては、硬組織のリッジプリザベーション同様にDBBM（脱タンパクウシ骨無機質）が推奨される。このDBBMの使用目的は、骨形成のためではなく、歯槽堤の頬側のカントゥアを支持し、血餅を安定させることであり、これらは早期インプラント埋入において良好な審美的結果に高い予知性と信頼性を示した（図2）。

また歯肉片のデザインにおいて、上皮付き歯肉移植片を使用する利点として、上皮の剛性は移植片の安定を高め、組織の壊死を防ぎ、抜歯窩歯肉に縫合しやすくすることが考えられる。しかし、この術式を採用した際の移植片の生存率は、抜歯窩という血流の少ない術部において、移植片直下に構築される血餅からの血液供給と、抜歯窩軟組織片辺縁部への緊密な縫合の両方に依存している。そのため、Landsbergら[7]のソケットシールテクニックや、Jungら[5]のパンチテクニックは、血液供給が抜歯窩の歯肉の壁が数ミリと、下部血餅に依存しているため、失敗率が高いことが近年報告されている[7]。

これらの移植片の壊死を改善するために、Stimmelmayrら[8]は、隣在歯の乳頭を支持しながら、フラップレスの術式において、歯肉歯槽粘膜境の位置を変えない上皮付き上皮下結合組織移植片を併用した、信頼性の高い創傷閉鎖テクニックを報告した。この術式は、ソケットシールテクニックやパンチアウトテクニックが上皮付きのみのオンレーのコンポーネントを用いる術式で、血液供給が少なく失敗しやすいことと比較して、結合組織部分の2つのインレーのコンポーネントがエンベロープテクニックにより結合組織部分の歯肉片を頬舌的に挟み込むことで、血液供給が改善され、血管新生が期待で

■ シンポジウム1

インプラント埋入前の軟組織増生の術式

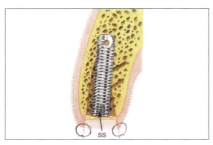

図3-a　パンチグラフト（上皮付移植片）ソケットシールドサージェリー。（文献7より引用・改変）

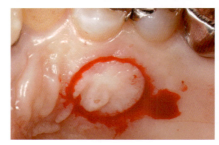

図3-b　パンチアウトテクニック。

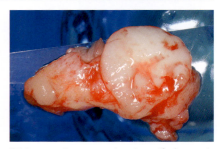

図3-c　オンレーインターポジショナルグラフト。

表1　ソフトティッシュパンチテクニックとオンレーインターポジショナルグラフトの長期的な予後の比較。

	パンチグラフト	オンレーインターポジショナルグラフト 上皮 - 上皮下CTG
軟組織のボリューム	++	+++
術式の容易さ	+++	+
移植片生着率	+	+++
外科的侵襲	+	+++

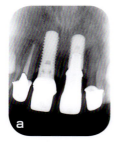

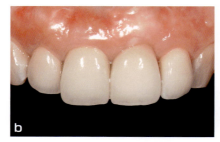

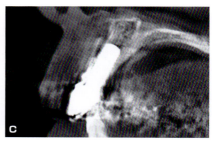

図4-a〜c　1┘はパンチグラフト（9年目）、└1はオンレーインターポジショナルグラフト（4年目）を使用してソフトティッシュプリザベーションを行った。良好な予後がX線からも確認できる。

き、予知性の高い術式であると考えられる（**図3**）。

　また、この術式は移植片を採取するうえで、上皮を目印として上皮を残して結合組織を採取することにより、Zucchelliら[9]が報告していた、上皮下から2mm程度の部分の結合組織移植片を明確に採取することが可能であり、さらには大臼歯部においても良質なコラーゲンを含む結合組織を安全に採取することが可能である。

　さらに、これら移植片を併用した軟組織移植片については、Thomaら[10]が報告しているように、結合組織のみでは軟組織のボリュームを確保することはできても、吸収量は上皮付きの歯肉より多くなる。一方、上皮付きの歯肉ではボリュームを確保できないが、吸収量は少ない。したがって、2つの軟組織片を併用する術式は、インプラント周囲の角化歯肉を増大するとともに、軟組織の退縮を減少させることができる。これらの軟組織の増生術を行うタイミングは、前述のようにインプラント埋入前と、埋入時の応用の2種類が考えられ、インプラント周囲のバイオタイプの変換と改善により長期的な予後につながることが示唆される（**表1**、**図4**）。

インプラント埋入前の軟組織の増生
― 抜歯後のインプラント治療 ―

岡田素平太

おわりに

抜歯後の軟組織の増生において、血液供給の少ない抜歯窩周囲に角化歯肉を獲得することは、術者の軟組織の取り扱いに左右される部分が大きく、慎重な適応症の選択とスキルが術者に要求される。

抜歯窩の軟組織の増生術は、歯肉移植片でリッジプリザベーションまたはインプラント埋入後に、創傷の初期閉鎖を獲得することにより軟組織の保持と改善を行い、抜歯窩の隣在歯の乳頭を支持するインプラント埋入時には、歯肉歯槽粘膜境の保持と頰側および歯槽頂の軟組織の厚みの保持・保存を導く。また、移植片の歯肉デザインとして、より円滑に移植片を生着させるためには、上皮付き上皮下結合組織移植片（オンレーインターポジショナルグラフト）の使用が、良好な治癒が期待できる術式である。

参考文献

1. S. Chen, David L. Cochran, D. Buser（著）．勝山英明，黒江敏史，塩田 真，船越栄次（監訳）．別冊QDI 第5回 ITIコンセンサス会議議事録，文献レビューから得た現代インプラント治療指針とインプラント周囲炎の予防・管理．東京：クインテッセンス出版，2015.
2. Evans CD, Chen ST. Esthetic outcomes of immediate implant placements. Clin Oral Implants Res 2008;19(1):73-80.
3. Bouri A Jr, Bissada N, Al-Zahrani MS, Faddoul F, Nouneh I. Width of keratinized gingiva and the health status of the supporting tissues around dental implants. Int J Oral Maxillofac Implants 2008;23(2):323-326.
4. Jung RE, Sailer I, Hämmerle CH, Attin T, Schmidlin P. In vitro color changes of soft tissues caused by restorative materials. Int J Periodontics Restorative Dent 2007;27(3):251-257.
5. Jung RE, Siegenthaler DW, Hämmerle CH. Postextraction tissue management: a soft tissue punch technique. Int J Periodontics Restorative Dent 2004;24(6):545-553.
6. 岡田素平太，高橋恭久．臨床対談 抜歯窩インプラント症例からの検証―移植or自然治癒？Early or Delayed？―. Quintessence DENT Implantol 2015;22(3):24-32.
7. Landsberg CJ, Bichacho N. A modified surgical/prosthetic approach for optimal single implant supported crown. Part I--The socket seal surgery. Pract Periodontics Aesthet Dent 1994;6(2):11-17.
8. Stimmelmayr M, Allen EP, Reichert TE, Iglhaut G. Use of a combination epithelized-subepithelial connective tissue graft for closure and soft tissue augmentation of an extraction site following ridge preservation or implant placement: description of a technique. Int J Periodontics Restorative Dent 2010;30(4):375-381.
9. Giovanni Zucchelli（著），沼部幸博（監訳），鈴木真名，瀧野裕行，中田光太郎（訳）．イラストで見る 天然歯のための審美形成外科．東京：クインテッセンス出版，2014.
10. Thoma DS, Buranawat B, Hämmerle CH, Held U, Jung RE. Efficacy of soft tissue augmentation around dental implants and in partially edentulous areas: a systematic review. Efficacy of soft tissue augmentation around dental implants and in partially edentulous areas: a systematic review. J Clin Periodontol 2014;41 Suppl 15:S77-91.

●本シンポジウムにおける発表のポイント

- リッジプリザベーション（歯槽堤保存術）は、軟組織の保存と硬組織の保存の2つの術式があり、これらはまったく異なる術式である。

- リッジプリザベーションにおける軟組織の保存では上皮付き上皮下結合組織（オンレーインターポジショナルグラフト）が良好な治癒につながる鍵となることが示唆される。

- 現在、リッジプリザベーションの硬組織の保存は、治療時間も長く特異的症例（インプラントの初期固定が獲得できない症例、妊婦、若年者、ブリッジのポンティック部など）のみ適応であるが、軟組織の保存は審美部位におけるインプラント埋入部位において良好な経過が報告されている。

シンポジウム1

結合組織移植による歯間乳頭再建の限界と可能性

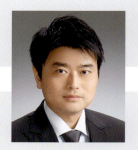

大河原純也　Junya Okawara　（茨城県開業）

1994年　日本大学松戸歯学部卒業
1998年　日本大学大学院松戸歯学研究科卒業（補綴学専攻）
2003年　ありす歯科医院開院
日本大学松戸歯学部有床義歯補綴学教室兼任講師、東京SJCD理事、
日本顕微鏡歯科学会会員、AO（Academy of Osseointegration）会員、
AMED（The Academy of Microscope Enhanced Dentistry）会員

 はじめに

　本稿では、結合組織移植によりインプラント周囲組織の審美的・機能的回復を試みた2症例を提示し、結合組織移植によるインプラントリカバリーの適応症について考えてみたい。

 症例供覧

症例1

　患者は35歳の女性、当院で上顎前歯部欠損部に硬組織移植と2本のインプラント埋入、さらに結合組織移植を行ったが、患者の審美的満足が得られなかったケースである（図1）。装着されたプロビジョナルレストレーションとX線写真を照らし合わせたところ、インプラント－インプラント間に6mm程度の軟組織高さが必要と判断された（図2、3）。そこで再度、軟組織移植を行う同意を得たうえで、2度目の結合組織移植を行った（図4）。その後、最終補綴物を装着した（図5）。

　術後、患者の審美的要求は満たされたものの、インプラント間の骨頂-コンタクトポイント間距離は、X線写真上で5mm程度であった（図6）。この時、患者から軟組織増生した歯槽堤が張り出していて「笑った時に引っかかるようになった」とのクレームがあった（図7）。

　その理由として、片側のみに軟組織移植を行ったことで水平的軟組織形態の左右対称性が損なわれ、スマイル時の口唇運動に悪影響を及ぼしたと考えられた。

症例2

　患者は37歳の女性、他院で行われた既存のインプラント周囲への根面被覆を希望して来院（図8～11）。初診時、口腔内には可撤性部分床義歯が装着されていたが、承服できないとのことであった。また、本患者は当該インプラントの温存を強く希望していた。しかしインプラント

症例1：上顎前歯部欠損部に2本のインプラント埋入と硬・軟組織移植を行った症例（図1～7）

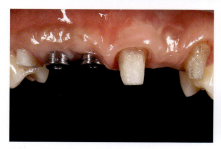

図1　垂直的な軟組織の不足が認められた。

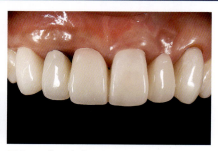

図2　プロビジョナルレストレーション装着時。

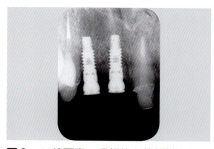

図3　X線写真。理想的な軟組織高さを獲得するには、骨頂から約6mmの軟組織が必要と考えられた。

結合組織移植による歯間乳頭再建の限界と可能性　　大河原純也

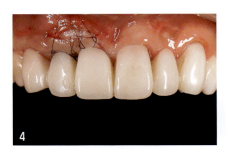
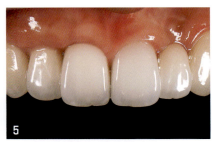
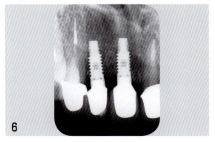
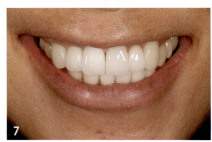

図4 結合組織移植術直後。

図5 最終補綴物装着後の状態。

図6 術後X線写真。骨頂‐コンタクトポイント間距離は約5mmであった。

図7 スマイル時の顔貌。患者から軟組織増生した歯槽堤が張り出していて「笑った時に引っかかるようになった」とのクレームがあった。

症例2：上顎前歯部欠損部に自家歯牙移植と2度の軟組織移植を行った症例（図8～20）

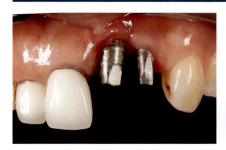
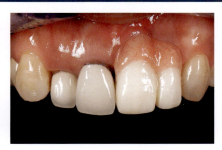
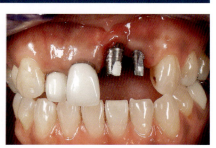

図8 術前の上顎前歯部欠損部所見。インプラント周囲には垂直的軟組織不足が認められた。

図9 可撤性部分床義歯が装着されていた。

図10 術前の咬合関係。犬歯の咬合関係はⅢ級で、適切な前歯誘導が得られてない状態であった。

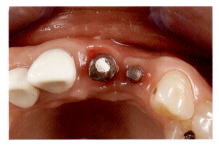
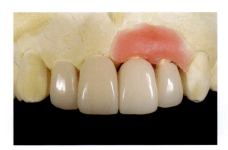
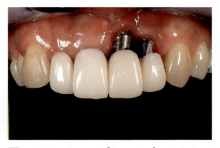

図11 インプラント周囲には水平的軟組織不足も認められた。

図12 歯と歯肉のモックアップ。

図13 モックアップとインプラントとの位置的関係。既存インプラントはモックアップ内に収束しており、埋入深度を除くインプラントポジションはおおむね適切と判断された。

の形状を考慮すると、当該部位に硬組織移植を適応することは難しいと思われた。

当院では、まず歯と歯肉のモックアップを製作した。そして、一週間程度装着することで、審美的・機能的要件が満たされる最終形態を具現化した（**図12、13**）。これとX線写真とを照らし合わせたところ、インプラント‐インプラント間に8mm程度の軟組織高さが必要と判断した（**図14**）。しかしながら結合組織移植で8mmの軟組

シンポジウム１

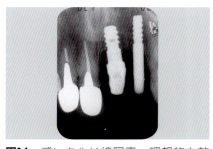

図14 デンタルＸ線写真。理想的な軟組織を獲得するには、骨頂から約８mmの軟組織高さが必要と考えられた。

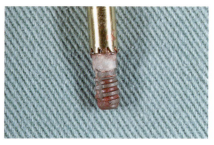

図15 1| 部インプラントを除去。

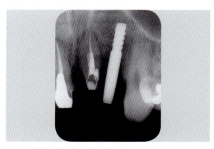

図16 インプラントを除去した部位に矯正治療のために抜歯した |1 を歯牙移植した。

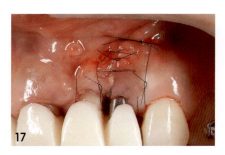

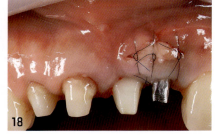

図17 １回目の結合組織移植直後の状態。

図18 ２回目の結合組織移植直後の状態。

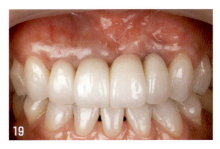

図19 最終補綴物装着後の状態。

図20 術後Ｘ部写真。骨頂-コンタクトポイント間距離は約7.5mmであった。

織を回復することは、症例１の結果から困難と考えられた。そこで、患者の同意を得たうえで、以下の手順で治療を行った。

まず、適切な咬合関係を獲得するために矯正治療を開始した。続いて、比較的埋入ポジションの悪かった 1| 部インプラントを撤去した（**図15**）。そして、矯正治療のために抜歯した |1 を 1| 部に歯牙移植し（**図16**）、数ヵ月間固定した後に結合組織移植を行った（**図17**）。受容床と供給床の治癒を数ヵ月間待った後、再度結合組織移植術を行った（**図18**）。この後１年以上経過観察して審美的・機能的に問題がないことが確認されたため、最終補綴物を製作した（**図19**）。

最終補綴物装着後、インプラント-移植歯間の骨頂-コンタクトポイント間距離は、Ｘ線写真上で約7.5mmであった（**図20**）。

まとめ

本稿では、上顎側切歯および犬歯相当部に軟組織退縮を認める並列インプラントが埋入されている２症例を提示した。症例１では、並列インプラント周囲に結合組織移植による垂直的軟組織造成を２回行った。一方、症例２では並列インプラントのうち１本のみを除去し、その後に歯牙移植を行いインプラント-天然歯の条件としたうえで、症例１と同様の術式で結合組織移植を２回行った。そして、これらの条件の相違が結合組織移植による垂直的軟組織造成後の結果に及ぼす影響について比較検討した。

本症例において、症例１、２ともに結合組織移植による垂直的軟組織造成は可能であったが、症例１では術後のインプラント-インプラント間軟組織高さが約５mm

結合組織移植による歯間乳頭再建の限界と可能性 大河原純也

であったのに対し、症例２のインプラント‐天然歯間軟組織高さは約7.5mmとなり、術後の結果に大きな相違が認められた。これまでにも、インプラント‐インプラント間の軟組織高さは、それ以外の条件下よりも低いことが報告[1]されている。つまり、同じ術式で結合組織移植を行ったとしても、インプラント周囲の条件によって術後の垂直的軟組織高さに相違が生じる可能性が示唆された。したがって、並列インプラントのうち１本のみを除去し、さらに歯牙移植を行いインプラント‐天然歯の条件とすることは、その後の矯正的挺出によって軟組織のみならず硬組織の高さも改善できるため、インプラントリカバリーにおいて有用な治療オプションと考えられた。

本症例１で表情筋の活動に悪影響が認められたが、これまでインプラント周囲乳頭部の軟組織高さとバイオタイプとの関連[2]、唇‐舌的軟組織幅との関連[3]、さらにインプラント唇側遊離歯肉の高さに対する厚みの比率は、天然歯のそれより高いこと[4,5]が報告されてきた。これらを鑑みると、結合組織移植による垂直的軟組織増生時

にはその量に応じた水平的軟組織増生も必要とされ、インプラント周囲ではより大きな水平的増生が必要になると考えられる。しかし、過度の水平的増生は術後の表情筋活動に悪影響を及ぼすことがあるため、その増生量には一定の限界があると思われる。よって、結合組織移植によりインプラント周囲軟組織を垂直的に増生する場合、歯肉モックアップによる機能評価を術前に行うことが必要不可欠と考えられる。なぜなら、生体が歯肉モックアップを許容できない場合には、別のアプローチを模索することを意味するからである。

以上のことから、骨頂‐コンタクトポイント間距離および歯肉モックアップによる機能評価、これら２つを指標とすることで結合組織移植による垂直的軟組織増生適応の可否判断ができると考えられた。著者は、今後より多くの臨床データを蓄積することで、インプラントリカバリーの診査・診断法、ならびに客観的指標に基づいた治療法の選択基準が確立できるのではないかと期待している。

参考文献

1. Salama H, Salama MA, Presented at the Academy of Periodontology Annual Meeting, Hawaii 2000, General Session.
2. Nisapakultorn K, Suphanantachat S, Silkosessak O, Rattanamongkolgul S. Factors affecting soft tissue level around anterior maxillary single-tooth implants. Clin Oral Implants Res 2010;21(6):662-670.
3. Chang M, Wennström JL. Soft tissue topography and dimensions lateral to single implant-supported restorations. a cross-sectional study. Clin Oral Implants Res 2013;24(5):556-562.
4. Wennström JL. Mucogingival considerations in orthodontic treatment. Semin Orthod 1996;2(1):46-54.
5. Nozawa T, Enomoto H, Tsurumaki S, Ito K. Biologic height-width ratio of the buccal supra-implant mucosa. Eur J Esthet Dent 2006;1(3):208-214.

●本シンポジウムにおけるポイント

1) 結合組織移植によってインプラント周囲軟組織を垂直的に増大することは可能であった
2) インプラント‐インプラント間軟組織の垂直的増大量は、他の条件と比較して限定的と考えられた
3) インプラント周囲軟組織を垂直的に増大するには水平的にも増大する必要があるため、前歯部片側性への過大な軟組織移植は表情筋の活動に悪影響を及ぼすリスクが高まると考えられた
4) 今後より多くのデータを精査することで、歯間部の垂直的軟組織厚さと水平的軟組織厚さを指標とした「インプラント周囲軟組織の垂直的軟組織増生の適応症」を確立できる可能性が示唆された

シンポジウム1

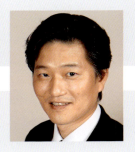

審美領域でのインプラント修復
―自然感あふれる審美修復を目指して―

松川敏久 Toshihisa Matsukawa （奈良県開業）

1990年　大阪歯科大学卒業
1994年　本多歯科医院勤務、Dr. Shanelec（米国・サンタバーバラ）に師事、米国にてマイクロサージェリーコース受講
2001年　松川歯科医院開業
大阪SJCD理事

はじめに

歯を失うには、先天的欠損、う蝕、歯周病、外部吸収、内部吸収、外傷などさまざまな理由がある。事故などの外傷は突発的に起きるため、歯を失う予測と予防は難しい。歯だけでなく歯槽骨などの硬組織や歯肉などの軟組織も同時に失うこともある。

若年者であれば修復治療の際に審美的、機能的回復はもちろんのこと、修復後の長期的に良好な予後の獲得が重要であり、修復物の破折、脱離などのトラブルにも迅速に対処できるように補綴治療計画を立案すべきである。

症例供覧

審美領域でのインプラント修復について、Dr. Shanelec考案のSMILEテクニック[1]を中切歯に用いた

症例1：SMILEテクニックを用いた症例（図1〜6）

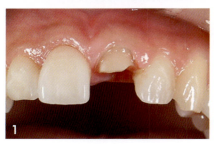
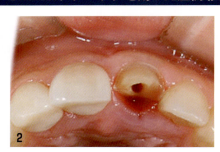
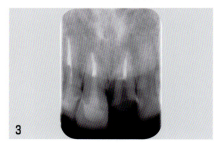

図1〜3　初診時口腔内とデンタルX線写真。|1 が外傷により破折した。CT画像（図4）より、抜歯後即時埋入に十分な骨量と骨幅が確認できるため、SMILEテクニックという術式を用いることとした。この術式では骨量の豊富な歯槽骨口蓋側に初期固定がとれるような角度を考慮してドリリングを行う。

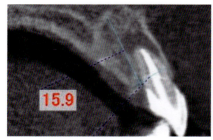
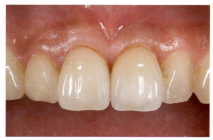
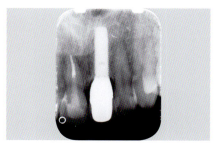

図4　初診時のCT画像。

図5　最終補綴物装着時の口腔内。隣在歯にもセラミッククラウンが装着されており、色調は隣在歯に合わせた。

図6　最終補綴物装着時のデンタルX線写真。最終補綴物の適合、そして近遠心的にも問題ないことが確認できる。

審美領域でのインプラント修復
―自然感あふれる審美修復を目指して―

松川 敏久

症例2：抜歯後即時埋入に適していない場合に待時埋入を行った症例（図7～12）

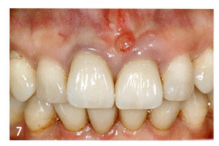
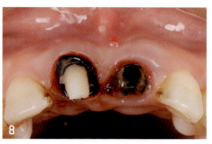
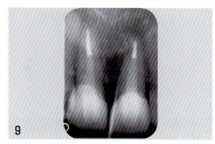

図7～9 初診時の口腔内およびデンタルX線写真。歯根破折による歯肉腫脹を認めた。

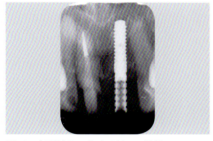
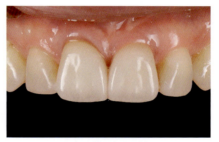
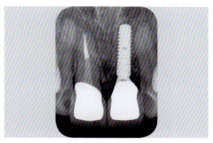

図10 活動性の炎症がある状態でのインプラント埋入を避ける。

図11 最終補綴物装着時の口腔内写真。

図12 術後のX線写真。

症例3：矯正治療を行いSMILEテクニックを用いた症例（図13～28）

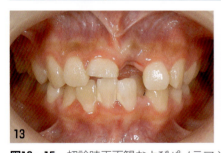
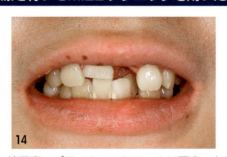
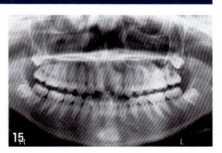

図13～15 初診時正面観およびパノラマX線写真。プラークコントロールは不良であり、まずは炎症のコントロールの一環として歯磨きの指導が必要不可欠である。

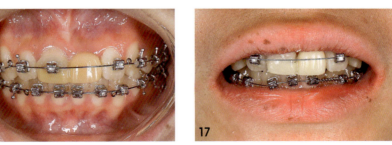

図16、17 矯正治療時。顔貌、口唇と歯の関係、そして最終補綴物の幅径を考慮する。

ケースを**症例1**、抜歯後即時埋入には適してない場合に待時埋入したケースを**症例2**として提示したので参照いただきたい。本稿ではおもに、矯正治療を施しSMILEテクニックを用いた**症例3**について詳説する。

症例3の患者は20歳、女性。基礎疾患などの特記事項はなし。交通事故により1の歯の脱臼と唇側の歯槽骨骨折、1の破折による前歯部審美障害を主訴に来院した。できるだけ自分の歯は削りたくないという患者の希望もあり、インプラント修復治療を開始することとした。

基礎資料採取と口腔内診査後に矯正治療が必要である

シンポジウム1

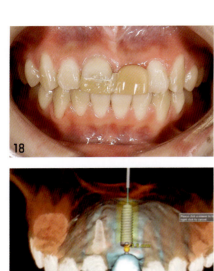
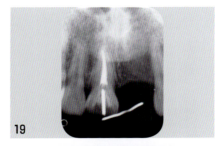

図18、19 矯正治療終了時。欠損部両隣在歯のレベリングや歯根膜の存在、矯正治療による骨のリモデリングの促進などにより、結果的に欠損部歯槽骨の状態は、術前と比較するとかなり良好になっていることがうかがえる。

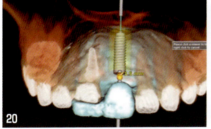
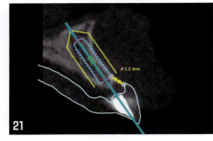

図20、21 シミュレーション時。頬側の骨がかなり薄いことが認められる。

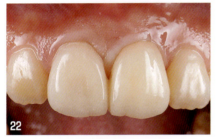
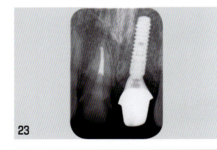

図22、23 カスタムアバットメントおよびセカンダリープロビジョナルレストレーション装着時。

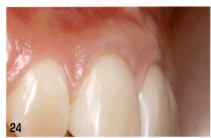
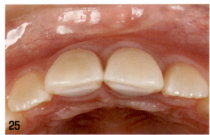

図24〜26 頬側の骨（硬組織）と歯肉（軟組織）の回復が認められる。

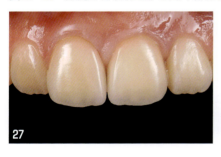
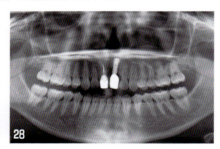

図27、図28 最終補綴物装着時。硬・軟組織ともに良好な状態が確認できる。

と診断した。その後、セットアップ模型を製作し患者と話し合った結果、矯正治療後に|1部にインプラント埋入後、最終補綴物はジルコニアクラウン、歯冠破折した|1は歯髄壊死していたため根管治療後、ジルコニアクラウンで最終補綴を行う計画を立てた。

矯正治療終了後、X線CT撮影後、DICOMデータをもとにシミュレーションソフトにてインプラント埋入シミュレーション行った結果、|1部が歯の脱臼および頬側

審美領域でのインプラント修復
―自然感あふれる審美修復を目指して―

松川敏久

の歯槽骨骨折していたため、垂直的および水平的骨欠損によりナロータイプのインプラントを選択しても骨造成が必要なことがわかった。これらの診断から、外科術式はスプリットクレストと骨造成の付加的手術を行い、同時にインプラント埋入した。

まとめ ―症例の総括―

欠損部のリスク評価

症例3での前歯部インプラント治療における欠損部に対するリスク評価をKois[2]の診断基準などを参考に行った結果、歯の脱臼、歯槽骨骨折により軟組織の解剖学的形態、歯槽頂の解剖学的形態がともに高いリスクであった。矯正治療と骨造成によりそれらのリスクは高いリスクから中等度のリスクへと変化した。インプラント治療を行う前に矯正治療、骨造成、軟組織移植などを先に行っておき、リスクを減らしていくことは重要である。インプラント埋入、アバットメント装着、最終補綴物装着と治療が進行するほど、審美的および機能的に修正することは難易度とリスクが上がるため、筆者はあらかじめ治療計画に組み入れるように心掛けている。

ナロータイプインプラントとジルコニアアバットメント

本症例で用いたインプラントフィクスチャーは、ストローマン社製のナロータイプのボーンレベルであった。アバットメントには、ジルコニアアバットメントを装着した。

一次手術前のシミュレーションにおいて唇舌的幅径が薄かったため、レギュラータイプより径の細いナロータイプを選択した。また、審美領域の補綴であるため、チタンアバットメントよりもジルコニアアバットメントを選択した。

ストローマン CARES システムでのジルコニアアバットメントには、ワンピースタイプとツーピースタイプがある。ワンピースタイプは接合部がないため機械的強度や生体親和性が高いが、アバットメントがフィクスチャーのインターナルヘックスの内部まで入り込み、ナロータイプなどの細い径のインプラントや咬合力負担の大きい臼歯部では構造的に強度に不安である。また、着脱を繰り返すとアバットメントとフィクスチャー接合部が少し削れてしまうことも推測できる。

したがって本症例では、ツーピースタイプのジルコニアアバットメントを選択した。

参考文献

1. Shanelec DA. Anterior esthetic implants: microsurgical placement in extraction sockets with immediate plovisionals. J Calif Dent Assoc 2005;33(3):233-240.
2. Kois JC. Predictable single tooth peri-implant esthetics: five diagnostic keys. Compend Contin Educ Dent 2001;22(3):199-206.

●本シンポジウムにおけるポイント：上顎前歯部分欠損部にインプラントを行う際の矯正歯科医との連携

症例3のように矯正治療を併用して審美領域である上顎前歯部分欠損部にインプラント治療を行う際には、診査・診断と矯正歯科医との連携が非常に重要であり、最終補綴物のイメージを共有し、治療ステップごとに意見交換を行うことが必要である。

症例に応じて必要であれば矯正歯科医と連携した術前診断を行い、すべての歯科医療従事者が努力することで、治療リスク・治療難易度を下げ、患者および歯科治療従事者の利益につながる。そして、患者の年齢も配慮して長期的な予後を得られるように今後のメインテナンスを行っていくことが重要であろう。

シンポジウム1

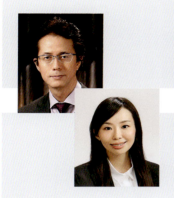

インプラント周囲軟組織増生手術における歯科医師＆アシスタントの目からウロコのコンビネーション

石川知弘（Tomohiro Ishikawa）　中山かおり（Kaori Nakayama）

静岡県・石川歯科

はじめに

抜歯を行うと術前の歯槽骨の状態、もしくは抜歯時に行われた処置に応じて歯槽堤は吸収する。また可撤性義歯の長期使用によっても顎堤は吸収していく。顎堤が縮小すればそれを被覆する角化歯肉を含んだ軟組織の表面積（軟組織の量）も減少しているのではないだろうか。骨増生によって歯槽堤を増大する場合、可動粘膜領域の骨膜を切開し減張することによって、移植された骨や設置された膜を被覆される処置が行われるが、この処置では失われた角化組織を増やすことはできず、縫合方法によってはさらに減少してしまう。

メンブレンが設置された場合、それを被覆する軟組織も減少する可能性があり、特に軟組織が薄いケースではインプラント周囲の骨吸収量が増加することも報告されている[1]。したがって、特に審美領域の吸収した顎堤を再建するには、軟組織の量と質の改善が不可欠である。

一方、近年は結合組織のドナーサイトに対する知見が深まり、質の高い結合組織が患者の負担を減少させつつ、効果的に採取できるようになり、インプラント周囲の軟組織マネジメントの可能性が広がったと考えられる。本稿では、軟組織マネジメントの有効性と、軟組織増生術を成功させるためのポイントとして結合組織採取の技術を、術者とアシスタントの連携を含めて解説したい。

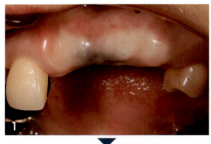
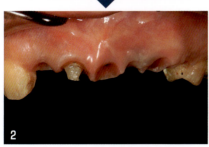

図1、2 メタルタトゥーによる着色と三次元的な歯槽堤の形態不良を骨増生と結合組織のインターポジショナルグラフトにより二次手術前に改善。

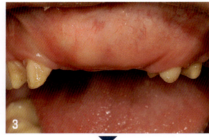
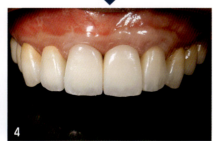

図3、4 9mmの垂直的骨増生後に生じたMGJの移動を二次手術前にインターポジショナルグラフトで審美的に改善。

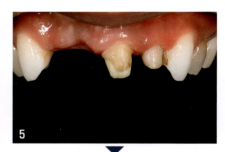
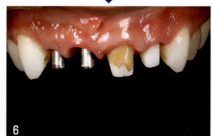

図5、6 審美エリアにおけるインプラント間の歯間乳頭を二次手術前にインターポジショナルグラフトで軟組織増生を行うことにより再建。

インプラント周囲軟組織増生手術における歯科医師＆アシスタントの目からウロコのコンビネーション

石川知弘　中山かおり

症例1：インプラント歯間乳頭を再建した症例（図7〜18）

患者年齢および性別：56歳、女性

状況：諸事情により治療が中断し、スクリュー固定のプロビジョナルレストレーション装着から6年後に再来院

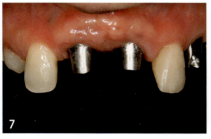
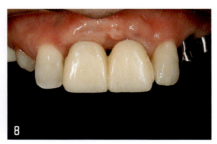
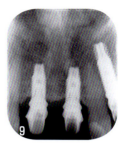

図7〜9　諸事情により治療が中断され、スクリュー固定のプロビジョナルレストレーション装着から6年後に再来院した。アバットメントを製作し、プロビジョナルレストレーションを調整したが、審美性に問題が生じている。デンタルX線ではインプラント間の歯槽骨が吸収していることがわかる。

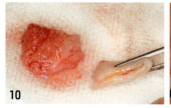
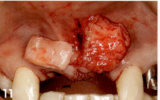
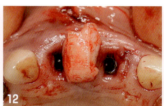
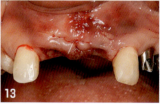

図10〜13　幅径・高さの改善を目的として歯間乳頭直下には上顎結節からの結合組織、唇側には上皮を除去した移植片と上顎結節からの組織を左右の中切歯部唇側に移植し、インプラント間の乳頭の再建とクラウン形態の改善を試みた。

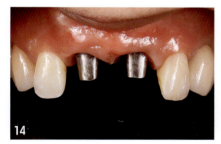
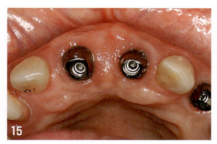
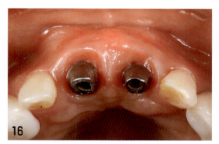

図14〜16　プロビジョナルレストレーションにて10ヵ月間の観察を行った。インプラント唇側辺縁部、隣接部が増大されていることに注目。アバットメントは術前と同じものを使用している。

インプラント周囲軟組織に発生する問題

　インプラント周囲軟組織には、角化粘膜の不足、口腔前庭狭小による清掃性の低下、メタルタトゥーなどによる色調の異常（**図1、2**）、骨増生術後の歯肉歯槽粘膜境（MGJ）の位置異常（**図3、4**）、インプラント間乳頭の欠損（**図5、6**）など機能的、審美的な問題が発生しうるが、臨床医はこれらを解決するために治療の各ステップにおいて、適切に術式を選択して解決していかなければならない。

症例供覧

症例1：インプラント歯間乳頭を再建した症例

　インプラント間の歯間乳頭が欠損することにより生じた審美障害に対し、より質の高い組織を得るため、上顎結節および口蓋から採取した遊離歯肉片の上皮を除去して結合組織片とし、移植することにより対応した症例。

■ シンポジウム1

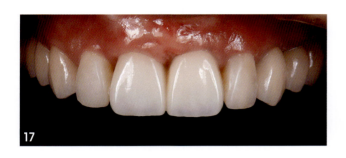
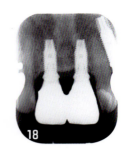

図17、18 増大された軟組織により歯冠形態は改善し、患者の満足が得られた。今後も経時的な観察が必要とされる。

移植片採取テクニック

　口蓋軟組織の量的な調査は従来さまざまな方法で行われてきた[2〜8]。若年者よりも年長者のほうが厚く、男性は女性よりも厚い傾向がある。また歯肉歯槽粘膜が薄く、歯肉退縮を起こしやすい患者は口蓋も薄い傾向があることが示されている。しかし、患者ごとの違いが大きく、一個人においても部位によってその厚さと質が異なるケースも示されている。概して犬歯から第二小臼歯までは厚いが、第一大臼歯でもっとも薄くなり、第二大臼歯部で再び厚くなる。すべての部位において正中に近づくにつれて厚くなる傾向を示す。

　口蓋軟組織が薄い患者において、single incision technique により結合組織を採取する場合、プライマリーフラップを存続させるために上皮の下に0.5mm以上の組織を温存すると、粘膜固有層よりも本来トリミングされるべき脂肪、腺組織が主体となる粘膜下層を採取することになり、手術の効果が得られにくくなる。また、プライマリーフラップが壊死すると、外科的な侵襲はより深部に達しているため、患者の苦痛も増し、血管や神経を損傷するリスクが高くなる。加えて、多くの論文で結合組織採取のドナーサイトとして推奨されている小臼歯部はその多くが粘膜下組織によって構成され、移植に必要な粘膜固有層は大臼歯部よりも少ないことが示唆されており[9]、これは筆者の臨床感覚とも一致する。

　近年、口腔外で遊離移植片から上皮組織のみをトリミングして結合組織移植片を調整する術式によって粘膜固有層を失うことなく採取できるようになり、従来法でプライマリーフラップが壊死した場合に発生する患者の苦痛を回避できる[10]。

　また筆者らは、トリミングされた上皮をドナーサイトに復位することにより、治癒が促進され患者の苦痛を大きく軽減できることを経験している。Boscoら[11,12]も同様な手法を応用した症例報告の中で安全に質の良い十分な大きさの結合組織が採取でき、治癒も早いことを報告し検証している。

　筆者らは、口蓋が浅く軟組織の薄い患者であっても、より安全に第二大臼歯から犬歯の近心を越えて質の高い結合組織が採取可能となり、従来困難であった状況に対して良好な結果を得られる可能性が高まったと感じている。

結合組織移植に関する文献と臨床実感

　結合組織移植（CTG）後、それを被覆するレシピエントサイトの組織、つまりフラップが壊死すると、ドナーサイトの性質をもった上皮が表面に現れ審美性に問題を起こすことがKarringらによって示されている[13,14]。そして、その誘導は粘膜固有層のなかでも上皮直下に近づくほど強くなる可能性がある[15]。

　また、上顎結節からの組織と口蓋からの組織を比較し上顎結節の組織はコラーゲンが豊富で術後の寸法変化が少ないが、瘢痕形成の傾向があることが示されている[16]が、実際の臨床では従来どおり口蓋の組織を採取しても、増殖傾向を示す場合も経験している。Harrisらは、臨床的に上皮をトリミングした移植片の80％に上皮組織の残留が認められたと報告し、なかには移植片のほとんどが粘膜下組織によって構成される移植片においても一部上皮組織が残留しているものも示されている[8]。

　Zuhrらは、現段階では条件に応じた採取法を選択する必要があり、今後移植片採取法による違いが長期的にどのような影響を及ぼすか、また移植片の設置の表裏を

インプラント周囲軟組織増生手術における歯科医師＆アシスタントの目からウロコのコンビネーション

石川知弘　中山かおり

移植片をトリミングする際の置き場所とメスの入れ方（図19〜22）

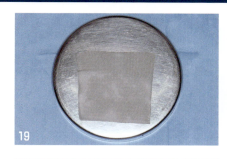
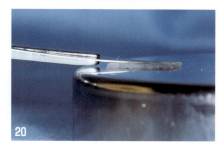

図19、20 シャーレの中央部でトリミングを行うと、メスホルダーが干渉し、移植片に対しメスを平行に設置できない。上皮組織を1mm以下の精度でトリミングすることは物理的に不可能であることが理解できる。

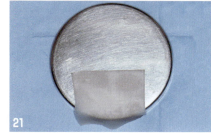
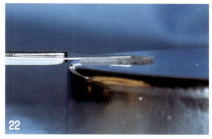

図21、22 シャーレの辺縁付近でトリミングすることによってメスホルダーに干渉されることなく、メスを移植片に対して精密に、平行に設置できる。

かえることでの影響の検証が必要としている[17]。

筆者らは、口腔外で上皮をトリミングする際、上皮組織を残留させないように慎重に操作し、レシピエントサイトにおいてはフラップが問題なく治癒するように精密な手術をすることが重要と考えている。

軟組織手術におけるアシスタントとのコンビネーション

手術アシストのポイント

軟組織増生術に限らず、歯科衛生士、歯科助手が手術のアシストを行う際のポイントは、
- 術式を理解する
- 術野を確保する
- 的確な器具の受け渡し
- 丁寧に組織を扱う

であると考えている。つねに手術に参加しているという意識をもってアシストを行うことにより、歯科医師が手術に集中できる環境を整えることができ、結果的に手術時間の短縮・患者の負担軽減へとつながる。特に軟組織増生術においては、手術のすべてのプロセスにおいて慎重な手技が求められるため、術者のみならず手術のアシストを行う者も同じ意識を持つ必要がある。

移植片のトリミング

遊離歯肉移植片から0.3〜0.5mmの上皮を分離する際、術者とアシスタントが連携することにより、より迅速かつ確実に行うことが求められる。ポイントは、組織に対してメスを水平に入れることであり、そのために移植片の置き場所と移植片の的確な把持が重要である。メスホルダーと台が干渉すると、結果的に組織に対して角度がついた状態でメスを入れることになってしまう。そのため、メスと台が干渉しないようにシャーレの隅に寄せてトリミングを行う（**図19〜22**）。

移植片の的確な把持については**図24、25**示す。移植片の乾燥によるダメージを極力最小限にするために、トリミング後には移植片をレシピエントサイトのフラップ内に挿入し、上皮はドナーサイト上に位置づける。この時点では、縫合糸で固定していないため、サクションでの誤吸引に注意する。

結合組織移植片の固定（縫合）におけるポイント

結合組織移植片を縫合する際の重要なポイントとして、
- 縫合方法の理解
- 移植片の取り扱い
- 縫合糸の取り扱い

が挙げられる。

■ シンポジウム 1

軟組織手術におけるアシスタントとのコンビネーション（図23〜27）

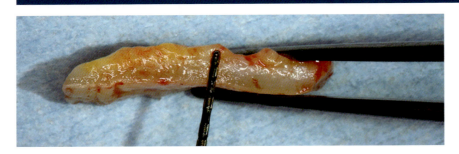

図23 採取した遊離歯肉移植片。口蓋皺襞が存在する小臼歯部は全体の厚さが大きいが、脂肪組織が多く、粘膜固有層は大臼歯部のほうが厚いことがわかる。この状態から脂肪組織、上皮をトリミングすることにより、粘膜固有層を最大限採取することができる。

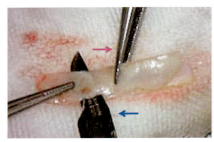

図24 **歯科医師**：メスの進行方向から移植片を押さえ、移植片が動かないようにする。移植片に対して水平にメスを動かしていき、0.3〜0.5mmの均一な厚みの上皮を分離する。上皮の残留がないように移植片をよく観察する。
アシスタント：分離された上皮を優しく把持し、移植片がより安定した状態でトリミングできるようにアシストする。切開が進むにつれフォーセップスの位置を移動し、組織が動かないようつねにテンションをかける。

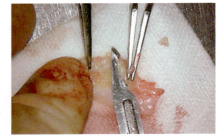

図25 上皮と結合組織の分離が終わったら、結合組織に上皮や脂肪組織が残存していないかを確認し、必要に応じてそれらを除去する。移植片に脂肪組織が残っていると受容床からの血管の増殖を阻害するためトリミングが必要になる。この際にも移植片が動かないように固定しておくことが大切である。

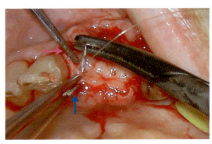

図26 **歯科医師**：移植片を舌側のフラップに固定するように、フォーセップスで移植片を把持し組織に対して直角に刺入する。
アシスタント：歯科医師が刺入しやすいようにフォーセップスで移植片を固定する。この際、組織を挫滅させないように優しく行う。

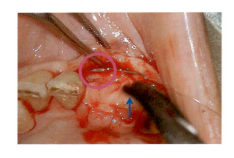

図27 **歯科医師**：唇側の骨膜を拾いマットレス縫合を行う。薄い骨膜を拾い、針を進めるため、過度に負荷がかかると骨膜が切れてしまうことに注意する。
アシスタント：マットレス縫合を行う際には、どこに針が刺出されてくるのかを予測してフラップを排除することが大切である。

　特に移植片の取り扱いが重要であり、縫合時に移植片を安定させた状態で刺入・刺出することが大切である（**図26**）。アシスタントがスムーズに手術のアシストを行うためには、どこから刺出するのかを予測することが重要であり（**図27**）、ここでも歯科医師とアシスタントのコンビネーションが欠かせない。

　移植片に対して直角に刺入する際には、移植片を把持し固定した状態で刺入する。この際、歯科医師がより確実に刺入しやすいように移植片が動かないようにアシスタントもフォーセップスにて移植片を固定しておくことが大切である。

　以上のように、CTGの手術においても術者とアシスタントの連携は重要であり、知識と技術を身につけることにより確実かつ迅速に手術を進めていくことができる。

インプラント周囲軟組織増生手術における歯科医師&アシスタントの目からウロコのコンビネーション

石川知弘　中山かおり

おわりに

本稿では、インプラント周囲軟組織マネジメントの必要性と手術におけるアシスタントとの連携のポイントについて、今後応用価値の高まる可能性のある採取した遊離歯肉片の上皮を除去する方法の有効性と採取テクニックに特化して検討および解説した。読者の一助になれば幸いである。

参考文献

1. Linkevicius T, Apse P, Grybauskas S, Puisys A. The influence of soft tissue thickness on crestal bone changes around implants: a 1-year prospective controlled clinical trial. Int J Oral Maxillofac Implants 2009;24(4):712-719.
2. Wara-aswapati N, Pitiphat W, Chandrapho N, Rattanayatikul C, Karimbux N. Thickness of palatal masticatory mucosa associated with age. J Periodontol 2001;72(10):1407-1412.
3. Studer SP, Allen EP, Rees TC, Kouba A. The thickness of masticatory mucosa in the human hard palate and tuberosity as potential donor sites for ridge augmentation procedures. J Periodontol 1997;68(2):145-151.
4. Stipetic J, Hrala Z, Celebic A. Thickness of masticatory mucosa in the human hard palate and tuberosity dependent on gender and body mass index. Coll Antropol 2005;29(1):243-247.
5. Song JE, Um YJ, Kim CS, Choi SH, Cho KS, Kim CK, et al. Thickness of posterior palatal masticatory mucosa: the use of computerized tomography. J Periodontol 2008;79(3):406-412.
6. Anuradha BR, Shankar BS, John B, Prasad KA, Gopinadh A, Devi KN. Assessment of palatal masticatory mucosa: a cross-sectional study. J Contemp Dent Pract 2013;14(3):536-543.
7. Muller HP, Eger T. Masticatory mucosa and periodontal phenotype: a review. Int J Periodontics Restorative Dent 2002;22(2):172-183.
8. Harris RJ. Histologic evaluation of connective tissue grafts in humans. Int J Periodontics Restorative Dent 2003;23(6):575-583.
9. Zucchelli G. Mucogingival Esthetic Surgery. Berlin：Quintessenza, 2013.
10. Zucchelli G, Mele M, Stefanini M, Mazzotti C, Marzadori M, Montebugnoli L, de Sanctis M. Patient morbidity and root coverage outcome after subepithelial connective tissue and de-epithelialized grafts: a comparative randomized-controlled clinical trial. J Clin Periodontol 2010;37(8):728-738.
11. Bosco AF, Bosco JM. An alternative technique to the harvesting of a connective tissue graft from a thin palate: enhanced wound healing. Int J Periodontics Restorative Dent 2007;27(2):133-139.
12. Bosco AF MF, Pereira SLS. Areas doadoras de enxerto gengival live submetidas a diferentes formas de prote. Rev Assoc Paul Chir Dento 1998;52:285-290.
13. Karring T, Lang NP, Loe H. The role of gingival connective tissue in determining epithelial differentiation. J Periodontal Res 1975;10(1):1-11.
14. Karring T, Ostergaard E, Loe H. Conservation of tissue specificity after heterotopic transplantation of gingiva and alveolar mucosa. J Periodontal Res 1971;6(4):282-293.
15. Ouhayoun JP, Sawaf MH, Gofflaux JC, Etienne D, Forest N. Re-epithelialization of a palatal connective tissue graft transplanted in a non-keratinized alveolar mucosa: a histological and biochemical study in humans. J Periodontal Res 1988;23(2):127-133.
16. Dellavia C, Ricci G, Pettinari L, Allievi C, Grizzi F, Gagliano N. Human palatal and tuberosity mucosa as donor sites for ridge augmentation. Int J Periodontics Restorative Dent 2014;34(2):179-186.
17. Zuhr O, Baumer D, Hurzeler M. The addition of soft tissue replacement grafts in plastic periodontal and implant surgery: critical elements in design and execution. J Clin Periodontol 2014;41 Suppl 15:S123-142.

●本シンポジウムにおける発表のポイント

- インプラント周囲軟組織に生じる問題として、口腔前庭の狭小、角化組織の不足、厚さの不足、色調の不良、歯間乳頭の欠如などが挙げられるが、状況に応じた結合組織、歯肉の移植が必要になる。
- 採取方法、採取部位による獲得される結合組織の特長を知り、効果的に応用することが重要。
- 軟組織マネジメントの手技を的確に行うために、アシスタントの役割は大きい。

Thinking ahead. Focused on life.

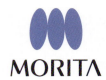

Tiハニカムメンブレン
非吸収性骨再生用材料

ハニカム型フィルター構造で透過性・耐久性が高く
生体親和性と骨再生に優れたGBR用メンブレン

・純チタン素材で優れた生体親和性

・膜厚わずか20μmの極薄で優れた賦形性

・ハニカム型フィルター構造採用で変形や破れに強い

・超精密で微細な穿通孔が血清タンパクや
　ミネラルを通し、効率の良い骨再生が可能

・軟組織の侵入がほとんどないため除去しやすい

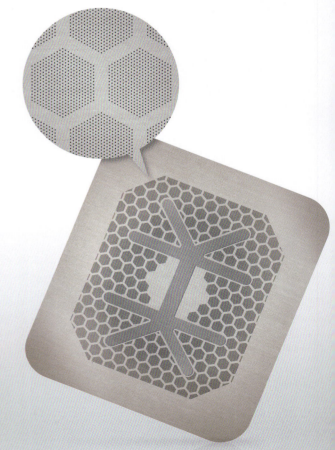
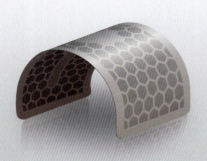

福島県復興事業「革新的医療機器開発実証事業費補助金」制度開発品

シンポジウム2
上部構造との調和のための軟組織マネジメント

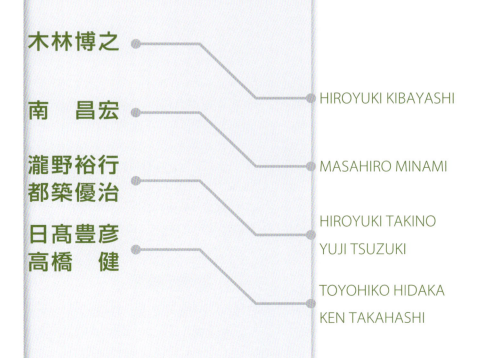

木林博之 — HIROYUKI KIBAYASHI

南　昌宏 — MASAHIRO MINAMI

瀧野裕行
都築優治 — HIROYUKI TAKINO / YUJI TSUZUKI

日髙豊彦
高橋　健 — TOYOHIKO HIDAKA / KEN TAKAHASHI

シンポジウム2

補綴装置の歯肉縁下カントゥア
―その臨床的配慮について―

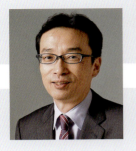

木林 博之 (Hiroyuki Kibayashi) (京都府開業)

1983年　大阪大学歯学部附属歯科技工士学校卒業
1992年　大阪大学歯学部歯学科卒業
1997年　きばやし歯科医院開業
2003年　大阪大学大学院歯学研究科修了
大阪大学大学院歯学研究科臨床准教授、大阪大学歯学部附属歯科技工士学校非常勤講師

はじめに

　本稿では補綴装置の歯肉縁下カントゥアと辺縁歯肉の関係に焦点を当て、天然歯補綴を中心にその形態とさまざまな配慮について、文献の引用と症例を交えて考察を行いたい。
　審美修復の評価ポイントは、歯冠部と歯肉部に分けられる。歯冠部においては、対称性、色調などが考えられ、歯肉部においては、平行性、対称性、炎症の有無などが考えられる。歯冠、歯肉の2つの領域の境界となるのが、歯肉縁、すなわちジンジバルマージンである。このジンジバルマージンは、歯冠部、歯肉部の対称性に大きな影響を与える。特に上顎中切歯間における左右対称性は、前歯部審美修復において重要であり、側切歯より後方歯においては、ある程度の非対称性が容認されると言われている[1]。現代の審美修復における1つの基本ゴールは、左右中切歯の対称性と歯列全体の調和のとれた非対称性である。歯科医師および歯科技工士がこのゴールをデザインし、そのゴールに向かってマネジメントしていかなければならない。それを実現するには、歯冠部と歯肉部の2つの領域の境界となる歯肉縁形態をマネジメントすることが、審美修復治療におけるKeyとなることは明らかである。
　歯肉縁形態の連続性や対称性をマネジメントすることをGingival Frameworkといい、切縁形態のマネジメントであるIncisal Frameworkと区別している[2]。Gingival Frameworkの方法には、外科的方法、矯正的方法、そして補綴的方法がある。補綴的方法は、プロビジョナルレストレーションの歯肉縁下カントゥアを調整することにより行われる。この方法の利点は、外科的方法や矯正的方法と異なり患者に肉体的、精神的負担を与えず、治療期間が短いことなどが挙げられる。また、欠点はその調整幅が1mm程度であり、劇的な変化は望めないことが考えられる。
　Weisgold[3,4]によると、歯肉のバイオタイプがThin-Scallopedの場合、歯肉縁下カントゥアがアンダーカントゥアすなわちConcave(凹)な形態の場合、辺縁歯肉は歯冠側にクリーピングを起こす。その場合、二次的な反応としてロール状の歯肉やわずかな炎症を起こすことがあるので注意が必要である。これに反して、歯肉縁下カントゥアがオーバーカントゥアすなわちConvex(凸)な形態の場合、辺縁歯肉は退縮を起こす。この現象を利用することで、歯肉縁形態をマネジメントすることが可能となる[5]。
　Gingival Frameworkにおいて、外科的方法や矯正的方法でジンジバルマージンの左右対称性をマネジメントしきれない場合には、補綴的方法を最終段階で利用することも必要になる。また、ポンティックに対するGingival Frameworkは欠損部歯槽堤の増大が成されていれば、天然歯クラウンの場合よりもその調整範囲が広く容易である。
　前歯部多数歯にわたる天然歯ブリッジを利用した審美修復の症例を通して、このマネジメントについて解説する。

症例の概要

　患者は58歳、女性。主訴は前歯部審美障害。初診時の状態を図1に示す。X線写真より左側乳犬歯が残存し、

補綴装置の歯肉縁下カントゥア
―その臨床的配慮について―

木林博之

左側乳犬歯抜歯後にブリッジにて欠損補綴を行った症例（図1〜13）

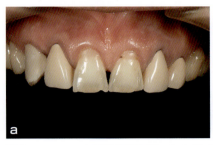
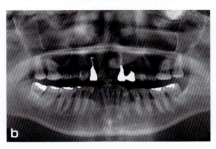
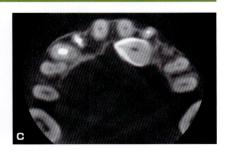

図1-a〜c　a：初診時正面観、b：パノラマX線画像、c：CT画像。

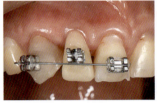
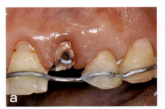
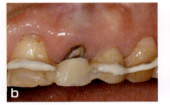
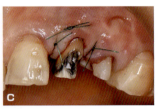

図2　高位な側切歯の位置を是正するために、まず右側側切歯には矯正的方法によるGingival Frameworkである挺出処置を行った。

図3-a〜c　フェルールのない左側側切歯に対しても矯正的挺出処置を行い、その後、外科的方法によるGingival Frameworkである歯冠長延長術を行った。a：矯正前、b：矯正後、c：歯冠長延長術後。

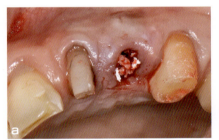
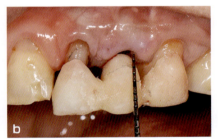
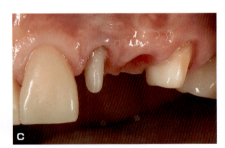

図4-a〜c　左側乳犬歯はフェルールもなく、歯根も短いので抜歯と診断した。乳犬歯を抜歯後、遅延型骨移植材料を填入し、ポンティック基底面を利用して辺縁歯肉の位置と歯間乳頭の形態保存のためにSpearの方法[7]に準じて抜歯窩をマネジメントした。a：左側乳犬歯抜歯後、b：抜歯直後まではポンティック基底面は抜歯窩に2.5mm挿入する。抜歯1ヵ月後から1.0〜1.5mmに修正する。c：抜歯5ヵ月後、辺縁歯肉の位置と歯間乳頭の形態は保たれた。

後継の犬歯が埋伏していることがわかる。CT画像を参考に埋伏犬歯の位置、大きさ、患者の年齢を考慮し、患者とのコンサルテーションの結果、インプラントではなく、ブリッジによる欠損補綴を行うことになった。

左右側切歯のジンジバルマージンは、ともに犬歯より高位であった。Chicheら[6]の示したEsthetic Gingival PatternとUnesthetic Gingival Patternよると、非審美的であるひとつの要素として側切歯が犬歯よりも高位にあることが挙げられる。これらを是正するために、矯正的方法および外科的方法を用いてGingival Frameworkを行った。左側乳犬歯を抜歯後にポンティック基底面に対して、また、左右中切歯に対して補綴的方法を用いてGingival Frameworkを行った。その後、プロビジョナルレストレーションに与えた歯肉縁下カントゥアを最終補綴装置に再現し、口腔内に装着した（図2〜13）。

歯肉縁下カントゥアおよびポンティック基底面形態の再現方法

どのようにしてプロビジョナルレストレーションに与えた歯肉縁下カントゥアおよびポンティック基底面形態を最終補綴装置に再現するのであろうか。インプラント修復においては、Hindsが発表したカスタムインプレッションコーピングを利用する方法[9]が一般的に行われており、この方法を利用する（図8〜13）。

■シンポジウム2

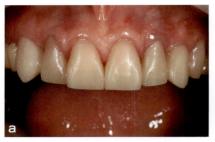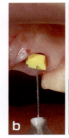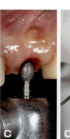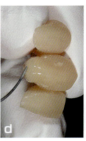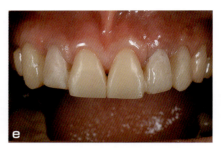

図5-a〜e 左側犬歯ポンティック基底面の調整による Gingival Framework。**a**：左側乳犬歯抜歯から5ヵ月後の正面観。左側犬歯歯肉縁の位置が低位である犬歯欠損顎。**b**：欠損顎堤粘膜の厚さを浸麻針を用いて計測した。**c**：骨頂から1mm以上の粘膜の厚さ[8]を残してポンティック窩をダイヤモンドバーで形成した。**d**：ポンティック基底面をフロアブルコンポジットレジンを用いて調整した。**e**：左側犬歯の歯肉縁の位置が、側切歯よりも高位にマネジメントされた。

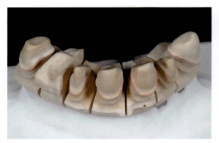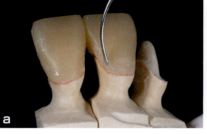

図6 プロビジョナルレストレーションの調整に用いるダイ模型。

図7-a、b 患者から中切歯をもう少し女性らしく丸くしてほしいとの希望があったため、補綴的方法による Gingival Framework を行った。**a**：フロアブルコンポジットレジンを用いたプロビジョナルレストレーションの歯肉縁下カントゥアの調整。図6のダイ模型を用いて歯科医師がチェアサイドで行う。**b**：補綴的方法による Gingival Framework 終了時正面観。

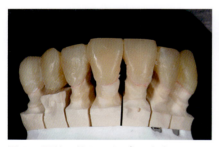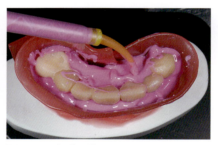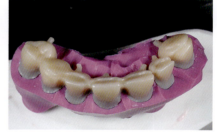

図8 調整の終わったプロビジョナルレストレーションをダイ模型に戻し、マージンが適合しているかを再度確認する。

図9 石膏ダイ模型に短冊状のパラフィンワックスを巻き、壁にする。この壁とプロビジョナルレストレーションの歯肉縁下カントゥアの間のスペースに印象材を流し込む。

図10 ダイ模型にあらかじめ製作しておいたジルコニアコーピングあるいはメタルコーピングを装着する。印象材とコーピングとの間にできたスペースに、ワックスを流し込みコーピングに焼付ける。プロビジョナルレストレーションの歯肉縁下カントゥアの形態をワックスで再現した、カスタムインプレッションコーピングを示す。

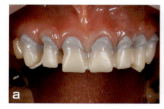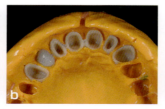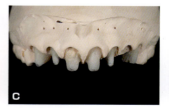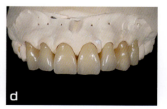

図11-a〜c **a**：カスタムインプレッションコーピングを支台歯に装着し、ピックアップ印象を行う。**b**：印象を示す。**c**：歯科医師により口腔内で調整されたプロビジョナルレストレーションの歯肉縁下カントゥアに対応する遊離歯肉の形態が再現された作業用模型を示す。**d**：歯科技工士は石膏模型により再現された遊離歯肉を指標にすることにより、補綴装置の製作が容易になる。陶材を築盛・焼成し、ジルコニアセラミッククラウンおよびブリッジを完成させる。

補綴装置の歯肉縁下カントゥア
―その臨床的配慮について―

木林博之

図12 ジルコニアセラミックブリッジ（左）とプロビジョナルレストレーション（右）を示す。歯肉縁下カントゥアとポンティック基底面の比較からほぼ同じ形態が得られたことがわかる。

図13 治療終了から1年6ヵ月経過後の正面観。治療ゴールであった左右中切歯の対称性と、側切歯より後方歯での調和のとれた非対称性が達成された。

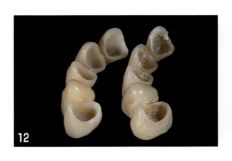
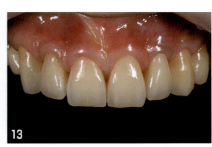

おわりに

　審美修復では歯科技工士任せではなく、歯科医師がチェアサイドでプロビジョナルレストレーションに対して審美的で、なおかつ炎症がなく辺縁歯肉をサポートできる適切な歯肉縁下カントゥアを与えることによってGingival Frameworkを完成させなければならない。その後、歯科技工士は、歯科医師がプロビジョナルレストレーションに与えた歯肉縁下カントゥアを再現するための指標となる遊離歯肉形態を備えた作業用模型を得ることで、高い予知性を持ってその形態を最終補綴装置に忠実に再現することが可能になる。その方法はインプラント修復、天然歯修復で用いられる方法を創意工夫のうえ、上手く利用していくことが必要である。天然歯クラウンおよびポンティックのGingival Frameworkができれば、インプラント支持型クラウンのGingival Frameworkは、より容易に行うことが可能となる。

参考文献

1. Fradeani M, Barducci G. Esthetic rehabilitation in fixed prothodontics, Volume 1: Esthetic analysis: A systematic approach to prosthetic treatment. Chicago: Quintessence, 2004; 250-259.
2. Tsuzuki Y. Biologic Esthetics by Gingival Framework Design: Part.1. Factors for Achieving Biologic and Esthetic Harmony. Quintessence of dental technology 2015; 101-112.
3. Weisgold A. Coronal forms of the full crown restoration-Their clinical applications. Continuing Dental Education. Chicago: Quintessence, 1981; 39-47.
4. 木林博之．補綴装置と歯周組織の接点：天然歯クラウン、ポンティック、インプラント支持型クラウンの歯肉縁下カントゥア．In：鈴木真名（監修）．オッセオインテグレイション・スタディクラブ・オブ・ジャパン 13thミーティング抄録集．東京：クインテッセンス出版, 2015;10-15.
5. 木林博之．補綴装置と歯周組織の接点（前編）．Tissue Stabilityを獲得できるカントゥアを検証する．the Quintessence 2012;31(1):116-137.
6. Caudill R, Chiche G. Replacement of deficient crowns. In: Chiche GJ, Pinault A (eds). Esthetics of Anterior Fixed Prosthodontics. Chicago: Quintessence, 1994; 177-198.
7. Spear FM. Maintenance of the interdental papilla following anterior tooth removal. Pract Periodontics Aesthet Dent. 1999;11(1):21-28.
8. Dylina TJ. Contour determination for ovate pontics. J Prosthet Dent 1999; 82(2): 136-142.
9. Hinds KF. Custom impression coping for an exact registration of the healed tissue in the esthetic implant restoration. Int J Periodontics Restorative Dent 1997 ;17(6): 584-591.

●本シンポジウムにおけるポイント：補綴装置に与える歯肉縁下カントゥアの臨床的配慮

- 審美性よりも歯肉に炎症のないことが最優先
- 歯肉縁下カントゥアは辺縁歯肉を護る形態に
- 歯肉縁形態は歯肉縁下カントゥアでマネジメントできる
- 辺縁歯肉は歯肉縁下カントゥアに対しある程度の許容範囲をもつ
- プロビジョナルレストレーションに与えた歯肉縁下カントゥアを再現するための指標となる模型が必要

シンポジウム2

自然感を創出させるための インプラント修復の考察

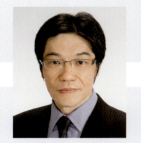

南 昌宏　Masahiro Minami　（大阪府開業）

1986年　大阪歯科大学卒業
1989年　本多歯科（東大阪市）、木原歯科（生駒市）勤務
1998年　大阪歯科大学にて歯学博士取得
2006年　医療法人皓隆会 南歯科医院開設
5-D Japan ファウンダー、日本臨床歯周病学会指導医、日本デジタル歯科学会理事、日本顕微鏡歯科学会評議委員、大阪歯科大学歯科保存学講座非常勤講師

はじめに

　オールセラミックスの発達とともに、インプラント治療においてもより審美的な補綴物、いわゆるホワイトエステティックの達成が可能となってきた。しかし、周囲粘膜があたかも天然歯の周囲歯肉のように見えること、いわゆるピンクエステティックが達成されないと、審美インプラント修復治療は成功したとは言えない。ピンクエステティック達成の要素には

①歯頚ラインの調和
②歯間乳頭の存在
③周囲粘膜の適度な豊隆
④周囲粘膜の色や表面性状

などが挙げられる（図1）。それらを達成させるために外科および補綴的アプローチが必須になる。①〜③については多くの研究や臨床報告が見られるものの、④についての報告は比較的少ないように思われる。

　周囲粘膜の色について、特にShadowについてはアバットメントの種類や材料に大きく影響を受けるものである。さらには歯肉の厚みなども重要な要素と考えられる。この点に関して文献考察や臨床観察から、いかに自然感を得るかについて考えてみたい。

Shadowをなくす試み

　Ishikawa-Nagai ら[1]はインプラント頚部をライトピンクに着色することで、周囲粘膜下のチタンのShadowの改善を、分光光度計による客観的な測定から報告した。ただし粘膜の厚みには言及されていなかった。

　ジルコニアアバットメントの信頼性が確立してきた頃に、Jung ら[2]はブタの口蓋にジルコニアやチタンの試験片を挿入し、ジルコニアの審美的優位性、さらには3 mmの厚みではΔEは3.7を下回っていることから、材料を問わず周囲粘膜との色のマッチングが得られるとした。ただし、同グループが行ったヒトのインプラント周囲粘膜での研究では、ジルコニア、チタンアバットメン

・Gingival margin
・Interdental papilla
・Root convexity
・Color
・Texture

Papilla index (Jemt T 1997)
Pink Esthetic Score (Fürhauser R et al. 2005)
The Implant-Crown Aethetic index (Meijer HJ et al. 2005)
Pink & White Esthetic Scores (Belser UC et al. 2009)

図1　ピンクエステティック達成のための要素。

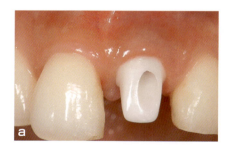 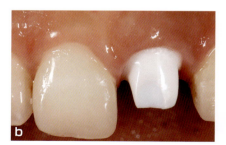

図2-a、b　ジルコニアアバットメントを使用しても周囲粘膜の色調は、aのように調和しているものがある一方、bのように色の違いを認めるものもある。

自然感を創出させるためのインプラント修復の考察　　南　昌宏

症例1：セラミックスをジルコニアアバットメントにベニアリングした症例（図3-a～e）

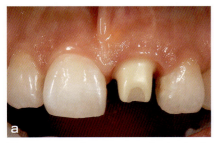
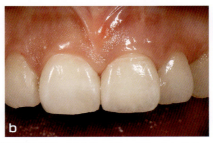
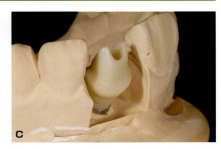

図3-a～c　ジルコニアアバットメントの歯頚部付近に蛍光性の高いプレスセラミックスを巻いたハイブリッドデザイン。周囲粘膜との色調の調和がとれている。

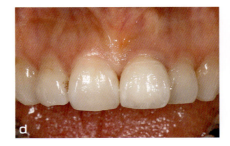
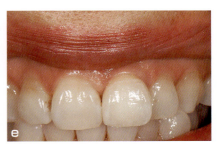

図3-d、e　8年後の状態。口唇が被さった場合でも、インプラント周囲粘膜にshadowを認めない。

トともに同程度の変色を認め、これらの周囲軟組織と歯肉とは異なるとしており、in vitroとは異なった結果を出した[3]。

Bressanら[4]もヒトの研究でチタンやゴールド、ジルコニアのアバットメント周囲の色調は歯肉とは異なることを計測、確認している。さらにチタンはゴールド、ジルコニアに比べて色差はかなり大きいことも報告した。

van Brakelら[5]はHyper-spectral imageを用い、軟組織2mmの厚み以上でジルコニアとチタンのアバットメントの色の違いは変わらないことを報告している。彼らは同時にインプラント修復物の歯頚部の厚みも測定しており、2mmの厚みを確保するには歯頚部から約1mm弱離れている必要があると報告している。つまりチタンアバットメントでは歯頚部下方1mmまでのクリティカルな部分はジルコニアよりも目立ってしまうことになる。これはチタンに対するジルコニアのアバットメントの審美的優位性を示すものと筆者は解釈している。

ジルコニアアバットメント周囲粘膜色のさらなる最適化への試みとして、Büchiら[6]はピンクセラミックスをジルコニアアバットメントにベニアリングを施し有効性を確かめた（**図2**）。この試みは審美的に良好な影響を及ぼすことができず、彼らはジルコニアアバットメントの明度を増加させる別のさらなる方法が必要であると述べている。

ジルコニアアバットメントの明度を上げる一法として、Happeら[7]は蛍光性に注目した。彼らは蛍光性の強いセラミックスをジルコニアアバットメントにベニアリングし、歯頚部付近で天然歯の歯肉に近似した明度が得られたとして薄い組織の場合の本アバットメントの有効性を報告した（**図3**）。

Gamborenaら[8]も薄い軟組織の条件下での高い蛍光性を付与したジルコニアアバットメントの有効性を述べている。筆者も薄い軟組織でかつアバットメント接合部も浅い症例に対し、強い蛍光性を付与したジルコニアアバットメントで対処しshadowを排除できた経験を持っており、インプラント周囲軟組織の薄い症例では有効な手段ではないかと考える（**図4、5**）。

さらにこの光学的特性をうまく利用するには、セメント維持よりもワンピース構造のスクリュー維持方式のほうが、紫外線がジルコニア表面まで到達しやすいと思われ、後者の方式を採用している。さらにレイヤリング陶材も強い蛍光性を有するものを選択している。

シンポジウム2

症例2：インプラント上部構造に蛍光性の強いポーセレン焼き付け冠を用いた症例（図4-a〜h）

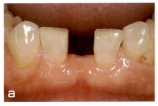 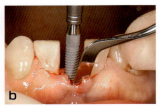 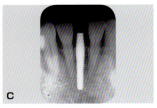 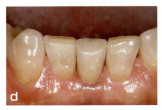

図4-a〜d 下顎中切歯欠損部にワンピースタイプのインプラントを埋入。上部構造としてポーセレン焼き付け冠を装着。クラウンマージンは1mm縁下に設定した。Shadowを認める。

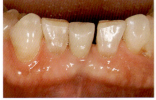 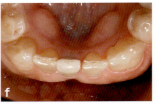 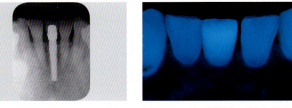

図4-e 12年経過した同部でshadowは見られない。

図4-f、g 周囲粘膜のクリーピングが認められる。クラウンマージンは2mm縁下にある。

図4-h 上部構造の蛍光性を確認。蛍光性の強い陶材が築盛されているため、クリーピングしている粘膜周辺も発光の影響があるようである。

症例3：ジルコニアフレームに強い蛍光性を与えた症例（図5-a〜p）

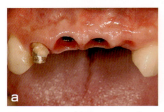 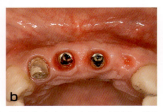 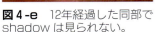 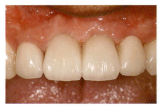

図5-a〜c 他院でインプラントが埋入された症例。補綴に際し、インプラント－アバットメント接合部の位置の浅さ、粘膜の薄さに留意する必要がある。

図5-d 最初に製作したスクリュー維持方式の補綴物（1st）。歯頚部付近の明度が低い。

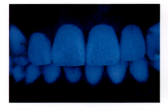 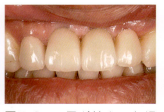 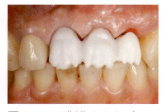 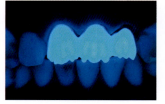

図5-e 同部の蛍光性を示す。インプラント補綴物は天然歯に比べ、やや蛍光性が弱いようである。

図5-f 口唇が被さった場合、インプラント周囲粘膜にshadowをみとめる。

図5-g 再製作されたジルコニアフレームの試適。形状は変更せず蛍光性の強いリキッドで表面処理がなされている。

図5-h 同部の蛍光性を示す。インプラント補綴物は天然歯に比べかなり強い蛍光性を示す。

まとめ

インプラント周囲軟組織の色調を歯肉に近似させるための項目は、「本シンポジウムにおけるポイント」を参照されたい。なお最近、周囲粘膜と歯肉との色差は7〜8程度（歯どうしでは3.7）以下であれば歯肉に近似して見えるとの報告がある[9]。今までのエビデンスの再考が必要とされ、この分野のさらなる研究を期待したい。

自然感を創出させるためのインプラント修復の考察　　南　昌宏

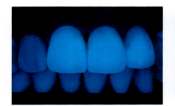 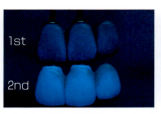 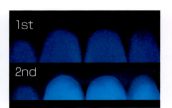 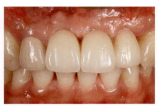

図5-i 再製作された上部構造（2nd）。フレーム形状、レヤリングの陶材（厚さ1mm）は最初に製作したものとほぼ同じで、蛍光性が付与されている点のみが異なっている。

図5-j 強い蛍光性は、わずか1mmの陶材の層によりかなり発光が抑えられていることがわかる。

図5-k その一方で厚さ1mmの陶材は、その下の表面処理されたジルコニアの強い蛍光性により、陶材自身の持つ蛍光性が増強される。

図5-l 再製作された上部構造装着時の口腔内。

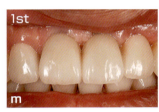 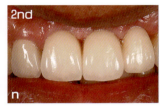 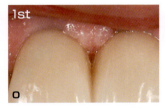 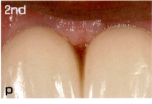

図5-m〜p 1回目と2回目に製作された上部構造に上唇が被さった状態とその拡大。再製されたほうではshadowingが軽減している。

参考文献

1. Ishikawa-Nagai S, Da Silva JD, Weber HP, Park SE. Optical phenomenon of peri-implant soft tissue. Part II. Preferred implant neck color to improve soft tissue esthetics. Clin Oral Implants Res 2007;18(5):575-580.
2. Jung RE, Sailer I, Hämmerle CH, Attin T, Schmidlin P. In vitro color changes of soft tissues caused by restorative materials. Int J Periodontics Restorative Dent 2007;27(3):251-257.
3. Sailer I, Zembic A, Jung RE, Siegenthaler D, Holderegger C, Hämmerle CH. Randomized controlled clinical trial of customized zirconia and titanium implant abutments for canine and posterior single-tooth implant reconstructions: preliminary results at 1 year of function. Clin Oral Implants Res 2009;20(3):219-225.
4. Bressan E, Paniz G, Lops D, Corazza B, Romeo E, Favero G. Influence of abutment material on the gingival color of implant-supported all-ceramic restorations: a prospective multicenter study. Clin Oral Implants Res 2011;22(6):631-637.
5. van Brakel R, Noordmans HJ, Frenken J, de Roode R, de Wit GC, Cune MS. The effect of zirconia and titanium implant abutments on light reflection of the supporting soft tissues. Clin Oral Implants Res 2011;22(10):1172-1178.
6. Büchi DL, Sailer I, Fehmer V, Hämmerle CH, Thoma DS. All-ceramic single-tooth implant reconstructions using modified zirconia abutments: a prospective randomized controlled clinical trial of the effect of pink veneering ceramic on the esthetic outcomes. Int J Periodontics Restorative Dent 2014;34(1):29-37.
7. Happe A, Schulte-Mattler V, Fickl S, Naumann M, Zöller JE, Rothamel D. Spectrophotometric assessment of peri-implant mucosa after restoration with zirconia abutments veneered with fluorescent ceramic: a controlled, retrospective clinical study. Clin Oral Implants Res 2013;24 Suppl A100:28-33.
8. Gamborena I, Markus B. EVOLUTION. Contemporary Protocols for Anterior Single-Tooth Implants. Chicago: Quintessence, 2014.
9. Paniz G, Bressan E, Stellini E, Romeo E, Lops D. Correlation between subjective and objective evaluation of peri-implant soft tissue color. Clin Oral Implants Res 2014;25(8):992-996.

●本シンポジウムにおけるポイント：インプラント周囲軟組織の色調を歯肉に近似させるための項目

- 可能であれば結合組織移植などで軟組織の厚みを増す
- チタンアバットメントよりジルコニアアバットメントのほうが審美的に優位である（特に歯頸部付近の軟組織の薄い部分）
- インプラント周囲軟組織が薄い場合、アバットメントやベニアリング陶材の蛍光性を強めることは軟組織の明度を上げることに役立つ
- セメント維持よりもスクリュー維持方式のほうが審美的に優位である

シンポジウム2

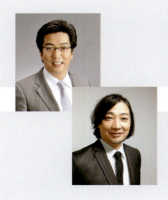

The Pink Esthetics
―天然歯との調和を目指して―

瀧野裕行（Hiroyuki Takino）[*1]　都築優治（Yuji Tsuzuki）[*2]

*1 京都府・タキノ歯科医院
*2 京都府・Ray Dental Labor

はじめに

　現代の審美修復治療の中で、インプラントを用いた欠損修復はその一部としてカテゴライズされており、特に審美領域においては天然歯修復同様に高い修復結果が要求されている。しかし、歯冠審美の再現のみならず、インプラント周囲組織との調和を図りながら適切な歯肉ライン・豊隆・歯間乳頭の高さなどの左右対称性を重視し、健全な天然歯列に見る自然美を再現することは決して容易ではない。これはまさに、"天然組織への飽くなき挑戦"だと言えるだろう。

　そこで本稿では、インプラント修復治療における「歯肉審美の再現」にテーマを絞り、外科的難易度・手法の異なる症例に対して、歯科医師と歯科技工士がいかに共通認識のもとアプローチを行うか、おのおのの立場からの配慮とチームワークアプローチによるいくつかの臨床実践を供覧したい。

歯肉の審美性

　まず、歯肉審美の大まかな定義付けとして、①炎症反応がないこと、②左右が対称的であること、③自然なバランスの中で調和がとれていることの3つが挙げられる。また、Furhauser[1]やBelserら[2]によって提唱されている歯肉の審美評価項目は、審美領域における治療対応の目指すべきガイドラインとなっている（**表1**）。

Gingival framework design

　次に、大局的に歯肉形態を評価する方法としてGingival frameworkに着目したい。その際、Regular type・Irregular type・Flat typeと歯肉形態を3つに分類（**図1**）し評価する。インプラント修復治療は欠損により硬・軟組織の吸収を引き起こすためIrregularやFlat typeの形態となりやすい。その中でもIrregular typeはもっとも審美的に支障をきたすので、適正な歯肉設計を行うため

表1 Pink & White Esthetic Score（文献1、2より引用・改変）

Pink Esthetic Score	White Esthetic Score
①近心乳頭	①歯の形態（アウトライン）
②遠心乳頭	②歯のサイズ
③軟組織マージンの高さ	③排列状態
④軟組織カントゥア	④色（明度・彩度・色相）
⑤歯槽隆起	⑤表面性状
⑥軟組織の性状	⑥歯の透明度、内部構造
⑦軟組織の色調	⑦光沢度

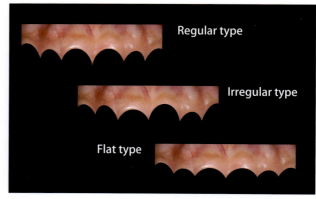

図1 Gingival framework（歯肉縁形態が織りなす連続性）のタイプ別による分類。

The Pink Esthetics
―天然歯との調和を目指して―

瀧野裕行　都築優治

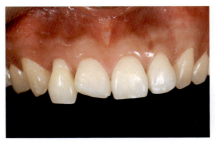

図2 歯肉審美を獲得するための治療コンセプト。歯‐歯周組織の三次元的な位置関係を踏まえながら、包括的な治療アプローチを行わなければならない。

図3 術前の状態。⌊2の抜歯後即時埋入による症例で、抜歯前にエクストルージョンを行い歯周レベルの維持を図った。

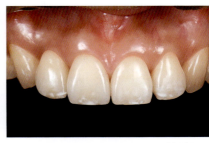

図4 矯正的戦略を取り入れ、外科的・補綴的に最適なティッシュマネジメントを行うことで修復結果は審美的にも大きく改善される。

症例1：包括的治療戦略により審美性・機能性を回復した症例（図5〜14）

患者年齢および性別：49歳、男性　　**主訴**：⌊1の動揺

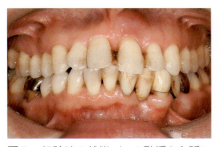

図5 初診時の状態。⌊1の動揺を主訴に来院。上下顎前歯のフレアーアウトにより、前歯部のアンテリアガイダンスは喪失している。

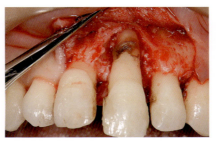

図6 ⌊1は根尖付近にまで及ぶ骨欠損と歯石の沈着が確認でき、動揺が著しいため抜歯となった。その後、リッジプリザベーションを行った。

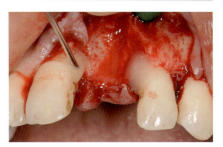

図7 抜歯後、1⌊2に歯周組織の再生を目的としエムドゲイン（EMD）を塗布した。

には外科や矯正治療による対応も必要となる。

そして、歯肉審美を獲得するには術前の診査・診断の段階で硬・軟組織の適正な評価を行い、包括的な視点で治療計画を模索していかなければならない（**図2**）。特に、硬・軟組織のマネジメントが欠かせないインプラント修復治療においては、明確な治療戦略とガイドラインが求められている。そのため、矯正的戦略・外科的戦略・補綴的戦略と3つの戦略を軸に治療計画を組み立てている（**図3、4**）。

次項では、これらの治療戦略を取り入れインプラント周囲軟組織に配慮した修復症例を紹介したい。

 症例供覧

症例1：包括的治療戦略により審美性・機能性を回復した症例

患者は49歳の男性で、⌊1の動揺を主訴に来院した。初診の状態から、歯列不正による機能的な問題と中等度の歯周疾患が認められた。そのため、歯周基本治療を行った後に、⌊1の抜歯後1⌊2の骨欠損に対しエムドゲインを用いた再生治療を行っている。その後、歯列の機能改善と術後の安定を目的に全顎的な歯列矯正を行った。そして、⌊1の理想的な埋入スペースを確保した状態でインプラントの埋入を行うこととした。

43

■シンポジウム2

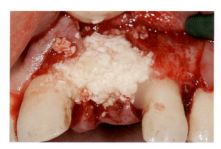

図8　EMDの塗布後、抜歯窩と骨の欠損部に死腔ができないよう骨補填材料を緊密に填入し、縫合した。

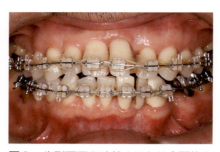

図9　歯列不正を改善するため全顎的な矯正治療を行った。欠損部のスペースを十分に確保するために、抜去歯の歯冠を使用した。

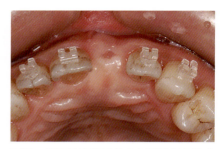

図10　矯正治療終了前の上顎前歯の咬合面観。唇舌的、近遠心的幅径は十分に確保できている。

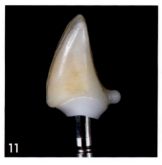

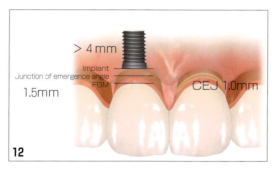

図11、12　天然歯と異なり、インプラント周囲軟組織はより厚みに対する配慮が必要となる[3]。仮に、理想的な埋入深度（Bone Crest-FGM 4.0mm程度）が得られた場合、プラットフォームよりストレートに立ち上げ、インプラント－歯冠のサイズギャップやリセッションを踏まえ、本来天然歯のCEJにあたる部分（FGMより1mm縁下）よりやや深め（1.5mm程度）の位置にエマージェンスアングルの交差域を設定し、臨床歯冠の再現へとつなげていく。

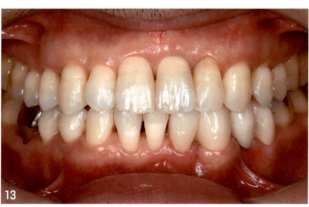

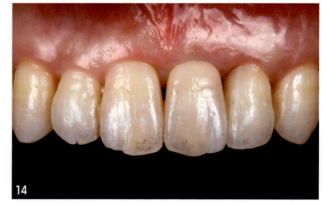

図13、14　最終補綴物装着後の状態。単独歯欠損にもかかわらず、全顎的な矯正治療を取り入れたことで歯列の安定と機能的な改善が得られ、さらにはインプラント修復の予知性を高める結果へとつながった。

インプラント周囲組織に配慮した上部構造設計に必要な要点

インプラント上部構造設計を行うにあたり、もっとも重要なことは天然歯との違いを理解し、いかに生物学的な調和を図るかである。特に、歯肉縁下における粘膜貫通部の形態付与は周囲組織の維持・安定に大きく影響を及ぼすため、根拠ある対応が求められている（**表2**）。

表2　インプラント周囲組織に配慮した上部構造設計に必要なポイント

①埋入位置（唇舌・近遠心的な位置関係）
②埋入深度（プロファイルデザインの自由度）
③インプラントサイズ（歯冠サイズとのギャップ）
④連結機構（バットジョイントタイプかオフセットタイプ）
⑤硬・軟組織の構成（インプラント周囲組織の位置関係）
⑥周囲軟組織の厚み（歯肉増生術の有無）
⑦歯冠形態（方形、尖形、卵円形）
⑧辺縁歯肉の設計（歯肉レベルやライン）
⑨歯間乳頭への対応（補綴的な再建の目処）
⑩上部コンポーネントの選択（コネクティブエマージェンスアングル、生体親和性）

The Pink Esthetics
―天然歯との調和を目指して―

瀧野裕行　都築優治

症例2：外科的・補綴的戦略によって歯間乳頭の再建を図った症例（図15〜27）

患者年齢および性別：42歳、女性　　　　**主訴**：不良補綴物およびう蝕、歯肉退縮による審美障害

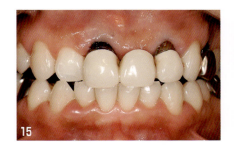
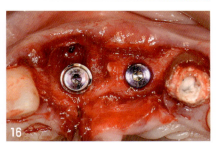
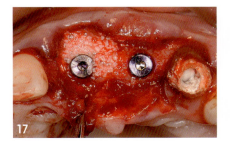
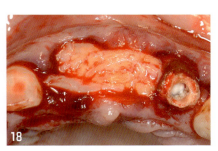

図15　初診時正面観。不良補綴物およびう蝕、歯肉退縮による審美障害を主訴として来院した。

図16　抜歯窩および近心骨欠損部を十分掻爬した後、左右のインプラントを対称的かつ理想的な位置に埋入した。

図17　抜歯窩とのギャップ、近心骨欠損部に骨死腔ができないように骨補填材料を十分に填入。欠損部にもデコルチケーション後、填入した。

図18　口蓋から骨膜付きの上皮下結合組織を採取し、水平的・垂直的にも十分な量の移植を行った。この際、露出部の移植片は上皮を残している。

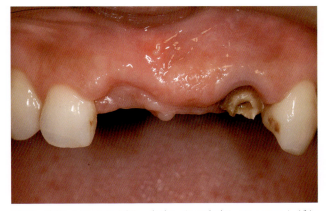
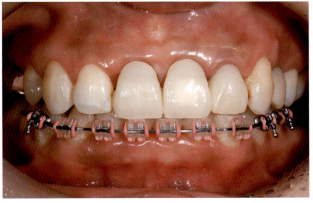

図19　術後4週の正面観。炎症もなく安定していることがわかる。1｜部は歯肉の厚みが少なく二次手術時にロール法にて対応した。

図20　二次手術後6週で最終補綴物に近似したカスタムテンポラリーアバットメント（CTA）とプロビジョナルレストレーションを装着した。これらが補綴的な軟組織のマネジメントとして重要な役割を果たす。下顎の前歯に関しては、anterior ratio の改善のために隣接面2mmの切削（IPR）を行い、3ヵ月間 LOT を行った。

症例2：外科的・補綴的戦略によって歯間乳頭の再建を図った症例

　患者は42歳の女性で、不良補綴物による上顎前歯部の審美障害のため来院した。初診の状態から、アンテリアのカップリング状態が悪く、対合歯の突き上げにより唇側組織の著しい退縮が引き起こされたと考えられる。治療計画としては、1｜1へのインプラントと｜2へのオールセラミックス修復を立案した。1｜1はそれぞれインプラントの埋入条件が異なり、特に1｜部の抜歯窩への配慮と垂直・水平的な組織の増生が外科的戦略のポイントとなっている。また、同時に対合関係の改善を図るため下顎前歯部の LOT を行い、二次手術後は戦略的に補綴操作でティッシュマネジメントを行った。

■ シンポジウム2

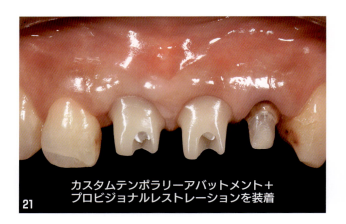
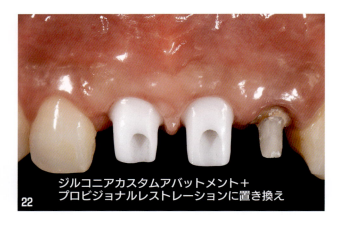
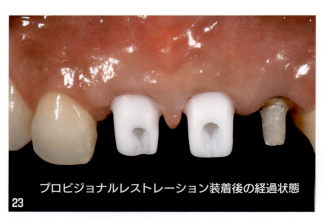
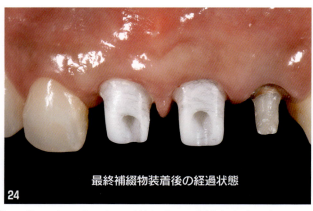

図21〜24 二次手術後、歯肉との親和を高めるため IPS e.max プレス（Ivoclar vivadent社）によって製作したカスタムテンポラリーアバットメントを装着している。その後、ジルコニアアバットメントへと移行しプロビジョナルレストレーションでさらに歯間乳頭の成熟を図った。粘膜貫通部の形成から約6ヵ月かけ補綴的な乳頭の再建が完了している。

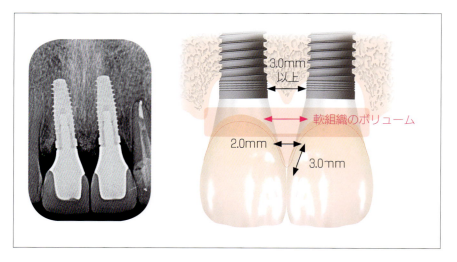

図25 インプラント間の乳頭の維持と再建を図るには、適切な隣接面形態（歯肉縁下）の付与と、乳頭部への適度な加圧が必要となる。つまり、歯間乳頭が本来支持されている適正な距離感（歯根間距離2mm、乳頭からCEJまでの距離3mm）を再現することである。その際、①インプラント間距離（3mm以上）、②埋入深度、③埋入方向、④隣接歯槽骨の高さと乳頭からの垂直的な位置関係、⑤乳頭下組織の唇舌的ボリューム（唇側骨のバルコニー2〜4mm）[4]などの条件をしっかり見きわめておかなければならない。また、乳頭の成熟を期待するためには基底部の厚みが近遠心的にも必要となるため、上部構造は唇側同様にある程度ストレートに立ち上げることが重要だと考える。

The Pink Esthetics
―天然歯との調和を目指して―

瀧野裕行　都築優治

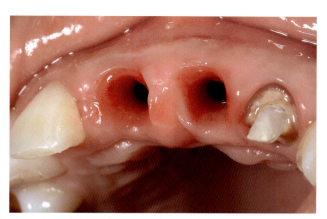

図26 再建されたインプラント間の乳頭の状態。唇舌・近遠心的にも乳頭下のボリュームが確保されていることがわかる。

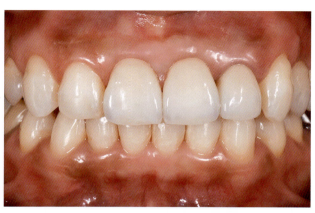

図27 最終補綴物装着後の状態。中切歯間の乳頭が再建されることによって、歯肉形態の連続的な移行が生まれ歯冠・歯肉の審美性が再現された。

おわりに

　今回、インプラント修復における審美性を獲得するための歯肉審美の重要性とその獲得方法について触れた。特に、上部構造は術後の周囲軟組織を安定させる維持装置としての役割が非常に大きい。そして、インプラント修復治療はクリニカルサイドとラボサイドの連携がもっとも問われる修復治療の1つであり、歯科医師・歯科技工士は術前から共通のゴールイメージを描きながら、ともに成功へと導かなければならない。つまり、"歯科医師は最終ゴールに向かい補綴環境を整え、歯科技工士はそれをサポートしながら長期安定へとつなげていく"ことが重要だと言えるだろう。

　今後も症例経過を見守りながら、さらなる挑戦を続けたい。

参考文献

1. Furhauser R, Florescu D, Benesch T, Haas R, Mailath G, Watzek G. Evaluation of soft tissue around single-tooyh implant crowns:the pink esthetics score. Clin Oral Implants Res 2005;16(6):639-644.
2. Belser UC, Grütter L, Vailati F, Bornstein MM, Weber HP, Buser D. Outcome evaluation of early placed maxillary anterior single-tooth implants using objective esthetic criteria: a cross-sectional, retrospective study in 45 patients with a 2- to 4-year follow-up using pink and white esthetic scores. J Periodontol 2009;80(1):140-151.
3. Patrick palacci, Ingvar Ericsson(編). インプラント審美歯科 軟組織と硬組織のマネージメント. 東京：クインテッセンス出版，2002.
4. Grunder U, Gracis S, Capelli M. Influence of the 3-D bone to implant relationship on esthetics. Int J Periodontics Restorative Dent 2005;25(2):113-119.

●本シンポジウムにおける発表のポイント

　本シンポジウムでは、審美的なインプラント周囲軟組織の獲得をテーマにその治療戦略とアプローチ法を紹介した。その中でも、特に歯肉審美にスポットを当て、チェアサイドとラボサイドからの見解を交えながら条件の異なった症例を供覧いただいた。

　インプラント審美の達成には、①的確な術前診断、②包括的な治療戦略、③補綴環境の改善、④術後管理が重要で、歯科医師・歯科技工士が共通のゴールイメージを持つことが欠かせない。今回、歯肉審美に対する両者のコラボレーションワークが最大の見所となっている。

シンポジウム2

Prosthetic management for optimal esthetics

日髙豊彦(Toyohiko Hidaka)[*1]　高橋 健(Ken Takahashi)[*2]

*1 神奈川県・日髙歯科クリニック
*2 神奈川県・Dental Laboratory Smile Exchange

はじめに

　審美的に補綴治療を成功させるための基準にはさまざまな評価方法があるが、まず顔貌から見たバランスの評価が第一歩となることに異論はないであろう。その後、補綴部位全体のバランスを評価することになるが、筆者らは全体を3つのゾーンに分け、観察し評価することが短時間にバランスを評価することができると考えおり、アキシャルクラウンカントゥアゾーン(Axial crown contour zone)と呼称している。このうち切縁側1/3(Incisal 1/3)、中央1/3(Middle 1/3)は歯科技工士の責任が大きいゾーン(領域)であり、歯頸部1/3(Cervical 1/3)は歯科医師、歯科技工士の連携が重要なゾーンである。

　また、この3つのゾーンをバランス良く構築するためには歯肉縁下の(Subgingival zone)コントロールが重要であり、このゾーンは歯科医師に依存することとなる(**図1**)。このゾーンのコントロールとは、硬・軟組織の厚みと高さ、軟組織の色、歯およびインプラントの位置を理想的にコントロールすることである。本稿では誌面の都合上、歯肉縁下ゾーンがコントロールされている場合の補綴形態の考え方を整理する。

インプラントから補綴物への移行形態

1．歯肉縁上の豊隆(**Supragingival contour**)

　歯肉縁上の豊隆(Contour)に対し、説得力のあるエビデンスを筆者らは残念ながら知り得ていないが、臨床ではDragooら[1])やKay[2])のいうガルウイング(Gull wing)を第一選択肢としている。ガルウイングとは歯肉縁からの歯の豊隆は周囲組織と同じ豊隆で立ち上がるとする考えで、隣接面から観察したその外形がカモメ(Gull)の翼(Wing)に似ていることから命名された(**図2**)。歯の修復、ポンティック、インプラントによる修復いずれにおいても、歯肉縁上の豊隆は周囲組織と同じ豊隆で立ち上がるプロビジョナルレストレーションを装着し、経過観察後

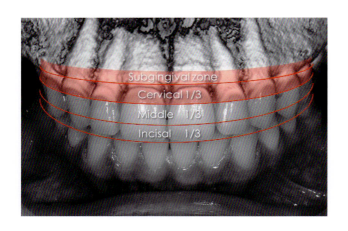

図1　アキシャルクラウンカントゥアゾーン(Axial crown contour zone)。3つのゾーンに加え歯肉縁下(Subgingival zone)のコントロールが重要であり、このゾーンは歯科医師に依存することとなる。

Prosthetic management for optimal esthetics 日髙豊彦　高橋 健

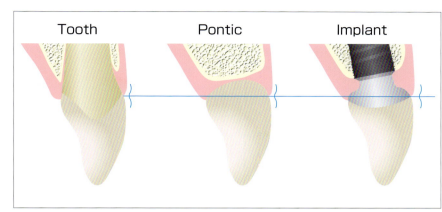

図2 歯、ポンティック、インプラントによる修復いずれにおいても、歯肉縁上の豊隆は周囲組織と同じ豊隆で立ち上がるガルウイングを第一選択肢とする。

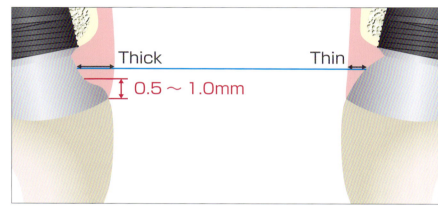

図3 歯肉縁下凹状形態（Concave below finishing line）。必要な歯肉縁上の豊隆を歯肉縁下0.5〜1.0mmから与え、それより縁下はインプラントからストレートな形態で製作する。

に最終修復物の豊隆を決定する。ただし、ポンティック、インプラントに関しては周囲組織もガルウイングの考えに則って造成などの処置を事前に行う必要がある症例が臨床においては多いことを理解しておかなければならない。

2．歯肉縁下の豊隆（Subgingival contour）

Changら[3]は同一人物のインプラントと反対側同名天然歯とを比較し、その幅と高さは天然歯が1対2.3であるのに対し、インプラントは1対1.5であったと報告している。本邦でも、上野ら[4]がインプラント周囲組織の幅と高さの関係について、プラットフォームを基準に測定したところ、その平均値は1対1.65であり、上顎前歯部では1対1.4であったと報告しており、Changらのインプラントの報告と近似している。

以上のことから天然歯に比較し、インプラント周囲軟組織のほうが厚みに対して高さが低いことがわかる。そのため、インプラント周囲軟組織の高さを保つためには、天然歯以上に厚みのある軟組織を確保する必要があると言えそうである。

従来われわれは、唇側の歯肉縁下豊隆に関して、修復物に必要な歯肉縁上の豊隆へインプラントからなだらかにつながるように修復物を製作していたが、現在は必要な豊隆を歯肉縁下0.5〜1.0mmから与え、それより縁下はインプラントからストレートな形態で製作している[5]（図3）。理由はわずかでもインプラント周囲の軟組織の厚みを保ちたいからである。可能ならばRompenら[6]が報告したようにインプラントから歯肉縁下0.5〜1.0mmまでは凹状の形態にしたいが、強度の問題から[7]、ストレートな形態が現実的であろう。いずれにせよ、インプラントの修復物の形態は歯肉縁下凹状形態（Concave below finishing line）が良いと筆者らは考えている[8]。

隣接面の豊隆に関しては、天然歯の修復と同様に考えている。Tarnow[9]の天然歯の垂直的観察、Choら[10]の水平的観察から、天然歯では歯根間距離が1〜2mmの関係にある場合、歯根間骨頂から5mmの位置に隣接面コンタクトが存在すれば、歯肉側鼓形空隙は軟組織で満たされ、俗に言うブラックトライアングルを回避でき

■ シンポジウム 2

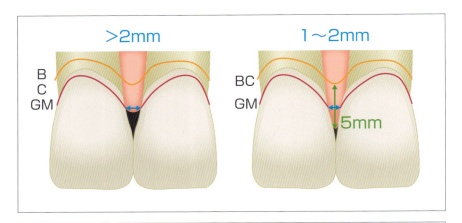

図4 ハーフポンティック（Half pontic）。天然歯では歯根間距離が1〜2mmの関係にある場合、歯根間骨頂から5mmの位置に隣接面コンタクトが存在すれば、歯肉側鼓形空隙は軟組織で満たされる。

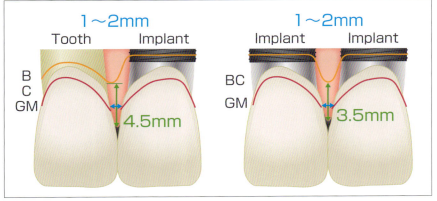

図5 ハーフポンティック。インプラントによる修復においてもハーフポンティックテクニックは応用できる。

ると考えている[11]（図4）。歯根間距離が2mm以上離れている場合は、歯科矯正治療を行うか、隣接面歯肉縁下1mm程度の位置から隣接面の豊隆を強めに付与するハーフポンティックの形態にする。インプラントの修復においても同じ考えが適応できると考えている（図5）。また、インプラント修復における骨頂から隣接面コンタクトまでの距離は、Garberらの報告[12]から、天然歯とインプラント間では4.5mm、インプラントとインプラント間では3.5mmが目安になる。

 **歯科技工士の視点から
— Labial Offset Design —**

インプラント修復に求められる審美性の期待は近年さらに高まっており、健康な天然歯様の形態、機能、性状を回復し、また歯肉との調和を生物学的にも審美的にも得ることが課題となっている[13]。

しかしながらインプラント修復においては締結スクリューやスクリューホールの存在から天然歯とは構造的な相違があるために、審美、機能、周囲組織の調和、構造の要件をすべて満たすためにはインプラント埋入位置も含め考慮をすべきと筆者は考える。骨格、歯列、歯の位置、機能によって求められる修復の形態は患者によって千差万別ではあるが、補綴的観点からその構造設計のヒントを考察したい。

歯とインプラントの位置関係

インプラント修復部位には、必ず歯を失った経緯が存在する。前歯部では抜歯後多くの症例では唇側骨が減少する傾向にあり、インプラントは抜歯前の天然歯に比べ口蓋側、舌側寄りに埋入せざるを得ない。しかしながら、修復する歯冠位置は審美性、機能性の面から天然歯の位置と変わらないため、インプラントに対し歯冠は唇側にオフセットした位置を取ることとなる（図6）。

インプラントの埋入角度とアクセスホールの位置

インプラント軸が歯冠切縁より唇側に傾斜した場合、アバットメントの構造的な厚みを確保するために唇側歯肉の厚みや天然歯と同様の自然感を出すスペースメイキ

Prosthetic management for optimal esthetics　日髙豊彦　高橋 健

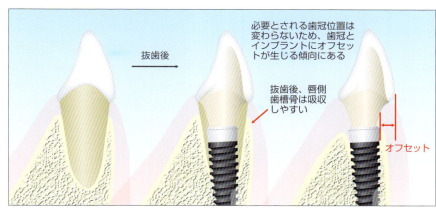

図6　天然歯と抜歯後の歯槽骨の変化、インプラントポジションのイメージ。抜歯後、歯槽骨は口蓋側方向に吸収する傾向が強く、インプラントのポジションは口蓋側に位置付きやすい。

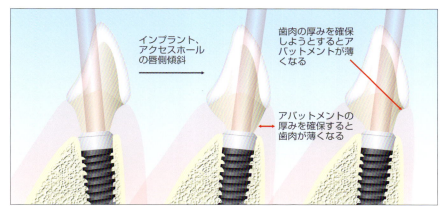

図7　インプラント軸とアクセスホールの関係。インプラント軸が唇側に傾斜するほどアバットメントの厚みを確保しにくくなり、適切なカントゥアを与えにくい。

ングが競合し、補綴的に困難な挑戦を強いられることがある。唇側部の歯周組織の厚みは、審美性はもとより、術後の歯肉退縮を防ぎ長期経過を良好に保つために可及的に保存すべきであり、アバットメントの歯冠連結部まではできるだけ唇側に張り出さないように留意が必要である。インプラントの唇側傾斜が強い場合、アバットメントの形態を張り出し強度を確保すると歯周組織を無用に薄くしてしまう可能性がある。スクリューアクセスホールとの構造的な取捨によって審美性と構造に欠陥を持たない修復物の設計をすべきであり、これは製作時の問題ではなくインプラント埋入計画によって精査されるべきである（図7）。

サブジンジバルカントゥア

オフセットされた位置に埋入されたインプラントから歯冠につなぐ形態は、インプラントの埋入位置により凹か凸か、またストレートなどと一概に決定できない。アバットメントのカントゥア形態で考えずに、唇側周囲組織の形態、厚み、臨床的歯冠形態から決定すべきである。

アバットメントによる無用な圧迫は歯周組織に歯肉退縮のリスクがあり、適切に凹、凸、ストレートを選択し使い分けることが重要である。歯冠形態のためのスキャロッピングには、圧迫のベクトルが歯肉に対し垂直方向に作用するような形態を与えたほうが歯肉縁の厚みの保全、また形態操作が簡便であると感じている（図8）。

上部構造締結方法（セメントVSスクリュー）

修復物の審美性を天然歯同様まで求めるには、アバットメントマージンは歯肉縁下深めに設定したほうが有利ではある。しかしながらセメント固定式の場合は、修復後のメインテナンス性やセメントの除去のことを考慮するとそれは避けるべきであり、アバットメントマージンの深さは、もっとも審美性の要求の高い唇側で0.5〜1.5mmまでにとどめるべきである。

一方、スクリュー固定式に関しては、前装陶材の築盛は歯肉縁下何ミリからでも強度を阻害しない限り可能であり、その幅も十分に取りやすい。セメントを使わないことからセメントの取り残しを起こさないメリットを得

シンポジウム2

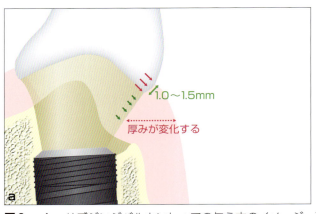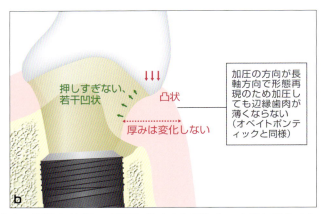

図8-a、b　サブジンジバルカントゥアの与え方のイメージ。辺縁歯肉の形態を考慮し、不要に歯肉を加圧しないよう加圧のベクトルをイメージする。

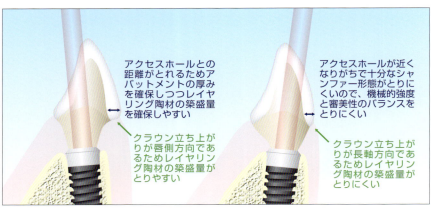

図9　アクセスホールが関与する歯肉辺縁部と歯冠の歯頸部1/3の構造。審美性を効果的に再現するためには構造的なスペースが必要となるため、アクセスホールは切縁より口蓋側に位置したほうが補綴的に優位となる。

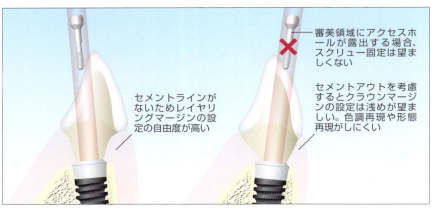

図10　スクリュー固定の可否とインプラント軸。

られる。またメインテナンス時の着脱ではスクリュー固定のほうが修復物の破損のリスクは少なく、アクセスホールの開口位置を切縁より口蓋側におおよそ基底結節部に設定することで、審美性、強度の確保、メインテナンス性を向上することが可能である（図9、10）。

インプラント位置とクラウン歯軸のズレ

　歯根間の適正な位置に埋入されたインプラントと歯冠の軸は一致しないことが多く、このズレを調整するには唇側方向に操作スペースが必要である。このオフセットが適正に得られていない場合、歯冠補綴物の形態、歯肉縁形態はインプラント位置の影響を受ける場合がある（図11、12）。

Prosthetic management for optimal esthetics　　日髙豊彦　高橋 健

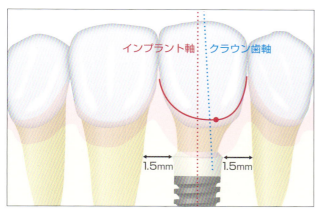

図11　インプラントポジションと歯冠ポジションのズレ。歯根間距離を適切に埋入されたインプラントと歯冠は同一軸上ではない場合がある。

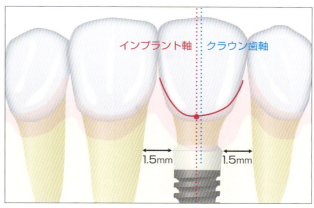

図12　インプラントと歯冠に唇側方向へオフセットがない場合、歯冠形態はインプラントポジションの影響を受けやすい。

参考文献

1. Dragoo MR, Williams GB. Periodontal tissue reactions to restorative procedures, part II. Int J Periodontics Restorative Dent 1982;2(2):34-45.
2. Kay HB. Criteria for restorative contours in the altered periodontal environment. Int J Periodontics Restorative Dent 1985;5(3):42-63.
3. Chang M, Wennström JL, Odman P, Andersson B. Implant supported single-tooth replacements compared to contralateral natural teeth. Crown and soft tissue dimensions. Clin Oral Implants Res 1999;10(3):185-194.
4. 上野大輔, 川崎文嗣, 森田雅之, 小林真理子, 三宅一永, 池谷俊和, 佐藤淳一, 新井 髙. インプラントプラットホームを基準とした周囲軟組織の形態的評価. 日口腔インプラント誌 2009;22(2):141-146.
5. 日髙豊彦, 高橋 健. インプラント上部構造のサブジンジバルカントゥア Part1. QDT 2007;32(1):22-44.
6. Rompen E, Raepsaet N, Domken O, Touati B, Van Dooren E. Soft tissue stability at the facial aspect of gingivally converging abutments in the esthetic zone: a pilot clinical study. J Prosthet Dent 2007;97(6 Suppl):S119-125.
7. 末瀬一彦, 佐藤琢也, 南 昌宏, 川添堯彬. インプラント補綴におけるジルコニアコーピングとアバットメントの設計に関する力学的評価：三次元有限要素解析. 日口腔インプラント誌 2009; 22(4): 461-470.
8. 日髙豊彦. 審美的インプラント修復におけるプロトコル. 補綴誌 2012;4(1):35-42.
9. Tarnow DP, Magner AW, Fletcher P. The effect of the distance from the contact point to the crest of bone on the presence or absence of the interproximal dental papilla. J Periodontol 1992;63(12):995-996.
10. Cho HS, Jang HS, Kim DK, Park JC, Kim HJ, Choi SH, Kim CK, Kim BO. The effects of interproximal distance between roots on the existence of interdental papillae according to the distance from the contact point to the alveolar crest. J Periodontol 2006;77(10):1651-1657.
11. 日髙豊彦, 南 昌宏. 基本歯冠修復治療. 東京：医歯薬出版, 2003;67-68.
12. Garber DA. Tooth Replacement in the Esthetic Zone. The 5th World Dental Meeting in Japan, In Pacifico Yokohama , Japan, October 14, 2006.
13. 林 直樹, 高橋 健. 歯科技工別冊. 審美修復のための補綴物製作技法とコラボレーションメソッド. 東京：医歯薬出版, 2012;118-127.

●本シンポジウムにおけるポイント：Labial off set Desgin から得られるメリット

- 歯肉の厚みが確保しやすい
- 歯冠形態を比較的天然歯に合わせやすい
- クラウンの色調、明度コントロールがしやすい構造となる
- スクリューによる上部構造締結を選択することができる
- インプラント軸とクラウン歯軸のズレを調和させることができる

Dr.Takino Selections

治療範囲を広げ、よりスムーズな手術を行うために

最新の臨床動画 6 症例分付き

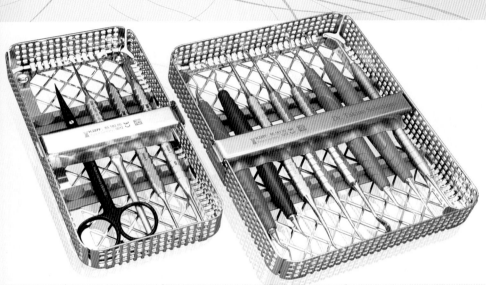

近年、歯周治療やインプラント治療の発展とともに、われわれ臨床家に求められる治療方法や術式は多岐にわたります。そこで、治療範囲を広げ、よりスムーズな手術を行うため、特にプラスティックサージェリー、歯周外科、再生療法、インプラント外科に使用する器具をセレクトし、操作説明書を加えたキットをご提案致します。
ドイツ製（ヘルムート社）の器具は耐久性も優れており、すでに基本セットを持っておられる先生にもおすすめのキットです。

Dr.takino

ベーシックキット

パピラーエレベーター：1本 / トンネリングインスツルメント：2本(直/曲) / バックアクションチゼル：1本 /
剥離子：2本 / ユニバーサルキュレット（チタン製）：2本 (前歯用/臼歯用) /
滅菌ケース / 操作説明書（瀧野先生監修）

フルキット　ベーシックキットに加え、以下のオプション品が付属します。

Premium BLACK ハサミ：1本 / サイナスエレベーター：2本(60°/90°) / マイクロミラー：1本 / 滅菌ケース

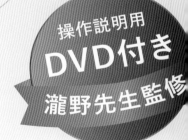

操作説明用
DVD付き
瀧野先生監修

医療機器販売届出番号：12B1X100140000
：12B1X100140000

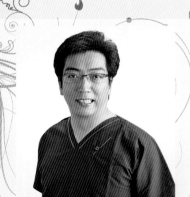

Dr. Profile
瀧野 裕行 先生

タキノ歯科医院
ペリオ・インプラントセンター院長

朝日大学歯学部非常勤講師（歯周病学）
日本臨床歯周病学会・認定医
JIADS（The Japan Institute for Advanced Dental Studies）講師
JSCO（JIADS Study Club Osaka）会長
NGSC（New Generation Study Club）副会長

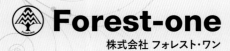

Forest-one
株式会社 フォレスト・ワン

〒274-0825　千葉県船橋市前原西 2-32-5
TEL：047-474-8105　FAX：047-474-8106
http://www.forest-one.co.jp/

教育講演

信藤孝博 ● TAKAHIRO NOBUTO

鈴木真名 ● MASANA SUZUKI

教育講演

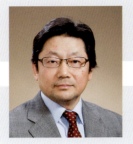

微小循環のモルフォロジー
―軟組織移植の生着過程を探る―

信藤孝博 Takahiro Nobuto （大阪府開業）

1982年　大阪歯科大学卒業
1992年　医療法人のぶとう歯科医院開業
2014年　ハノイ なごみデンタルクリニック開業
日本歯周病学会指導医　日本臨床歯周病学会指導医
JIADSペリオコース講師

はじめに

近年、GBR後のインプラント周囲に前庭を形成するとともに角化粘膜幅を確保する目的で、遊離歯肉自家移植術が行われることが多くなってきた。しかしながら、過去においては天然歯周囲でさえも角化歯肉の必要性が軽んじられ、歯槽粘膜への徹底したブラッシングを強いる時代も存在した[1,2]。

通常、生体の中に不必要な組織構造がないと考えるならば、角化歯肉の存在は不可欠なものとなる。インプラント周囲ですら、角化粘膜を備えることがインプラントの長期安定性に寄与することが多くの研究で明らかになってきた[3,4]。さらに、審美領域においては、遊離結合組織移植により自然観を持って天然歯と調和するほどの技術革新が遂げられている。

今回、軟組織移植の生着過程を探る目的で、著者が1988年に公表した論文[5,6]をもとに、遊離歯肉自家移植後の生着過程を臨床所見とともに比較検討を行った。さらに、2005年に公表した論文[7,8]から生着過程における血管動態の一致性について確認し、あらためて微小循環のモルフォロジーについて再検証を行った。

研究の時代背景

筆者が遊離歯肉自家移植後の血行再開に関する研究を始めた1984年当時の時代背景を考えると、Nabers[9]、そしてSullivanら[10]が角化歯肉を獲得し、口腔前庭を深くする方法として遊離歯肉自家移植を報告していた。その後、根面をカバーする方法として、Miller[11]により報告された根面処理を施してFGGを行う方法、さらに1985年にLangerら[12]による遊離結合組織移植という新しい手法に進化していった。当時、移植片生着にもっとも重要である血行再開過程に関してはさまざまな説があり、

（1）移植片と受容床が吻合するという既存血管吻合説[13〜15]
（2）受容床から発した新生血管が移植片に侵入するという新生血管説[16〜18]
（3）これらの両者が起こるという説[19〜21]

があり、論議が多く混沌としていた。実際、その当時の有名な教本であるGoldmanら[22]の移植片生着に関する血行再開過程も、どのような様式で血行が再開するかはっきりと明記されていなかった。

この血行再開過程の動態を明確にする目的で、低粘度アクリル樹脂を血管に注入し、軟組織を除去した血管鋳型標本を走査型電子顕微鏡（SEM）で観察した[23,24]。

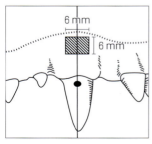

図1　角化歯肉内に6mm正方の受容床を作製、反対側から同じ大きさの歯肉を採取し、移植する。（文献5より引用・改変）

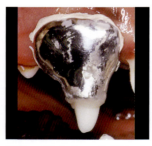

図2　銀合金で作製したパック保持装置で、移植部を完全に保護する。

微小循環のモルフォロジー
―軟組織移植の生着過程を探る―

信藤孝博

実験方法

雑種成犬の角化歯肉内に6mm正方の受容床を作製し、反対側より同じ大きさの移植片を採取し移植した（図1）。移植領域はパック保持装置により完全に保護した（図2）。各実験期間にSEM用血管鋳型標本、TEM標本および組織標本を作製し観察を行った[5,6]。

組織所見と臨床所見との比較考察：受容床と移植片

図3は20年前の症例で、Cohenの書籍[25]の手順に則って、受容床を作製した。受容床血管は骨面上の静脈性の毛細血管網であることが理解できる（図4）。また採取された移植片はその厚さ（1～1.25mm）から青色のラインで示すような上皮下毛細血管網と骨膜上血管網との交通枝で切断されたことになる（図5）。

移植直後：移植直後の臨床所見で受容床との適合が悪いタイオーバーテクニックや歯槽粘膜と単純縫合された部分が矢印のように確認される（図6）。図7は移植直後の組織所見である。

術後2日：組織所見のように移植片上皮はいったん壊

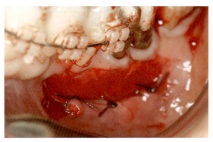

図3 歯槽粘膜を切開後、根尖側に移動し骨膜縫合を行い半月状に受容床を作製する。

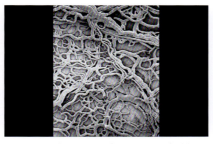

図4 作製された受容床は、実験動物の血管鋳型標本から静脈性毛細血管網であることがわかる。（×50）

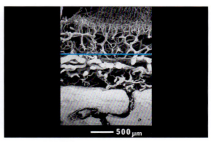

図5 移植片が1mm程度で採取される場合、ラインで示される上皮下固有層血管と骨膜上血管の交通枝あたりで切除されたことになる。（×50）

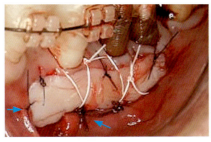

図6 移植直後の臨床所見、近心のタイオーバーの縫合が不適切で移植片の近心では可動性の歯槽粘膜と縫合されている。

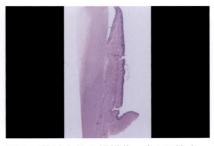

図7 移植直後の組織像。（H-E染色、×3.5）

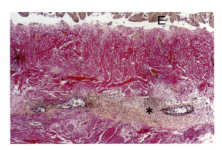

図8 移植片上皮（E）が壊死し剥離している。接着部のフィブリン層には多くの細胞の集合像（*）が認められる。（VanGieson染色、×50）

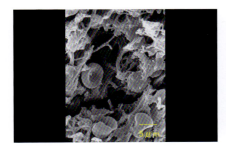

図9 接着部フィブリン層の割断面。フィブリン網中に血球や免疫細胞の集合が見られ、フィブリン網が足場となっている。（SEM、凍結割断標本）

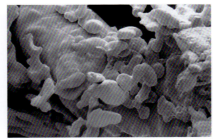

図10-a 受容床の既存血管壁から新生血管の出芽が認められる。（SEM×200）

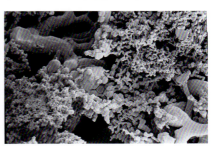

図10-b 低倍で確認すると新生血管がつながり、血管樹を形成している。（SEM×50）

57

■教育講演

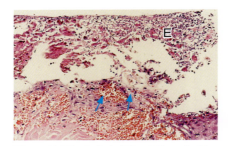

図11 壊死した上皮(E)の下に、矢印のように新生上皮が認められる。(H-E染色、×100)

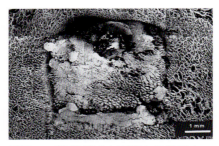

図12-a 移植領域を表面から見ると、移植片の70%程度に樹脂注入像が確認できる。(SEM)

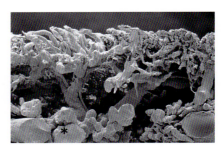

図12-b aの断面像、洞様新生血管(*)を介して移植片に樹脂が流入していることがわかる。(SEM ×50)

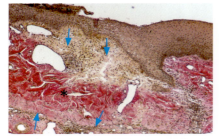

図13 新生上皮下と接着層部に細胞浸潤(↑)が認められ、取り囲まれた赤く染まった*部分が移植組織の役割を果たす。(VanGieson染色、×50)

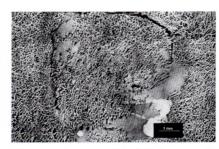

図14-a 表面から見た全体像では、移植片全面に樹脂の注入像が認められる。(SEM)

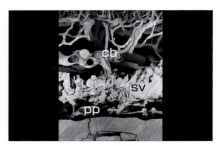

図14-b aの断面像洞様新生血管(sv)を介して、移植片の既存血管(cb)と受容床骨膜血管(pp)が交通している。(SEM ×50)

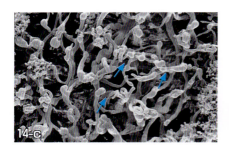

図14-c aの拡大像移植片上皮下毛細血管を拡大すると、矢印のように正常なループ形態を呈していない。(SEM ×100)

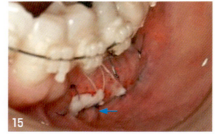

図15 パック除去後、洗浄により壊死した上皮細胞やプラークを除去すると、アダプテーションの悪い移植片結合組織に白い壊死部分(←)が認められる。

死し剥離する。移植片と受容床との間の接着層部分には血腫および細胞の集合像が認められる(図8)。接着層部凍結割断SEM像から、フィブリン網が足場となり血球、免疫細胞などの集合が確認される(図9)。一方、受容床の既存血管からは新生血管が出芽し、新生血管樹(vascular tree)を形成している(図10-a、b)。

術後3日：図11の組織所見のように、壊死した移植片上皮下に新生上皮が認められ、上皮下結合組織に結合組織配列の乱れと細胞浸潤像が認められる。移植片血管の70%程度に樹脂の注入像が認められ、断面像においても洞様新生血管により移植片の既存血管と受容床血管とが交通している(図12-a、b)。

術後5日：移植片上に幼弱な上皮の新生が認められる。上皮下結合組織ならびに移植片と受容床の接着層部分に炎症性細胞浸潤がみられ、細胞浸潤に取り囲まれた既存の結合組織形態を呈する部分が移植組織として遺伝的に意味ある部分をなしていることがわかる(図13)。移植片血管には全体的に樹脂注入像が認められ、断面観察からも接着層部分にある洞様新生血管により交通し、樹脂が移植片血管内に注入されていることがわかる(図14-a、b)。しかしながら、上皮下の毛細血管はループ形態を呈しておらず、接着層から離れた上皮直下までスムーズに血流が回復していないことがわかる(図14-c)。

術後7日：パックを除去し洗浄後の移植領域に、アダ

微小循環のモルフォロジー
―軟組織移植の生着過程を探る―

信藤孝博

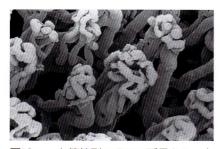

図16-a 血管鋳型のSEM所見から、上皮下毛細血管が複雑に絡み合い糸球体状を呈し、血流量が増加している。(×100)

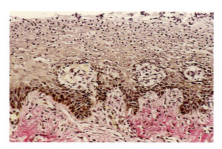

図16-b 移植片上皮が活発に再生している。(VanGieson染色、×100)

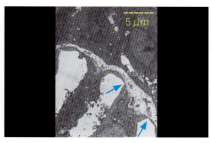

図16-c 上皮下毛細血管の内皮は薄くなり、窓が形成されている。(TEM×2,000)

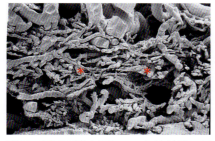

図17 洞様形態を呈していた接着層の新生血管(*)がチューブ状に変化し、移植片への血流がスムーズになっている。(SEM×100)

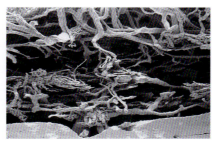

図18-a 術後21日の移植部の断面像、接着層のチューブ状を呈した新生血管が減数している。(SEM×50)

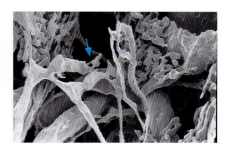

図18-b 接着層を拡大すると、血管が圧平化し、断続的になり、消失している(↓)。(SEM×300)

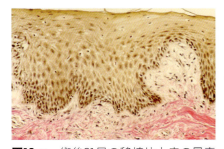

図19-a 術後21日の移植片上皮の最表層には錯角化層が認められる。(VanGieson染色、×100)

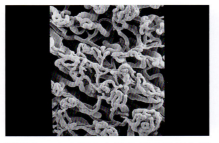

図19-b 上皮下の糸球体様の毛細血管が減少している。(SEM×100)

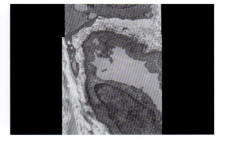

図19-c 血管内皮にも透過経路が見られない。(TEM×2,000)

プテーションの悪い移植片結合組織に壊死部が認められる(図15)。移植部の血管を表面から観察すると、上皮下の毛細血管が糸球体状に変化し、血流量の増加と血管内皮の透過性の変化により活発に上皮が再生していることがわかる(図16-a〜c)。また、断面観察から洞様新生血管がチューブ状に変化して層状を成し、移植片へスムーズに血液が流れていることがわかる(図17)。

術後14〜28日：チューブ状を成して層状に変化した接着層部の新生血管は経日的に変形し、断続的となり消失していく(図18-a、b)。上皮下の毛細血管も減少し血流量の低下とともに血管内皮の透過形態も消失し、上皮の最表層に錯角化層が認められるようになる(図19-a〜c)。

術後28〜84日：術後28日、84日の臨床所見から、移植部分の色調が周囲粘膜の色調に比べ赤みが薄く、はっきりと島状に識別されていることがわかる(図20)。上皮下の血管形態を見ると、角化歯肉内に同じ角化歯肉を移植したにもかかわらず血管形態が異なり、周囲組織との組織構造の違いが見受けられる(図21-a、b)。つまり、上皮下結合組織の瘢痕化と接着層部の瘢痕化にともない、移植片が白っぽく見えてくる。組織標本からも周囲組織よりも上皮突起が低いことからも結合組織の変遷と瘢痕化が認められる(図21-c)。

■ 教育講演

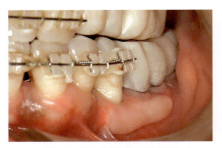

図20 術後84日の臨床像。移植領域がやや白い島状に識別され、周囲歯肉と色調が異なっている。

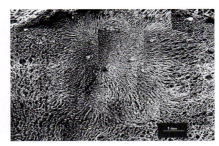

図21-a 術後84日の移植領域の血管網。周囲組織と上皮下血管網の形態が異なるため、移植領域が識別できる。（SEM）

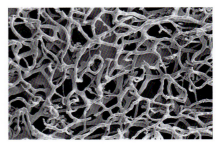

図21-b aの拡大像。移植片上皮下毛細血管を拡大すると、正常なループ形態を呈していない。（SEM ×100）

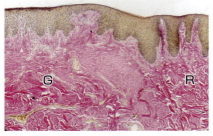

図21-c 周囲歯肉（R）の上皮突起に比べ、移植片（G）の上皮突起が短いことがわかる。（Van Gieson、染色×50）

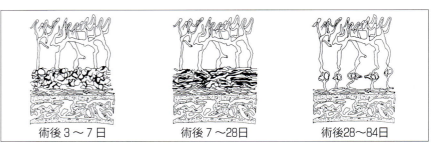

図22 移植片と受容床の間の接着部フィブリン層に形成された新生血管がコネクターとなり、血行の再開が起こる。この新生血管は当初同様形態を呈しているが、それが徐々にチューブ形態を呈し血流が移植片に十分流れ、治癒の進行とともに新生血管が消失していく。新生血管が消失していくことにより、樹枝状の吻合形態が残る[5]。

文献的考察

　文献5のシェーマ（図22）によると、受容床への血行再開は、移植片血管と受容床血管がコネクター役となる洞様新生血管により至る所で吻合し、血液が移植片に流入することで開始する。移植片への血行再開機序が不明確であったこの時代の疑問に、1つの回答が与えられた。また、この接着層に出来た新生血管がリモデリングする血管動態を正確に示すことができた。今日ではVEGFを用いた分子生物学の発展とともに、新生血管のリモデリング機序も明らかになってきた[7,8,26]。当時、多くのリモデリングファクターが不明確であるにもかかわらず、形態系研究としてはその変化を伝えることができた。これはひとえに血管鋳型法とSEMの併用という研究手法[23,24]に出会えたおかげであり、今も感謝の念に絶えない。

臨床にどう生かせるか

「術直後から数日」
・移植片と受容床との接着部フィブリン層をできるだけ薄くする。つまり、接着部分に血腫などが形成されると、血漿循環が妨げられると同時に血管新生が遅延し、移植片への血行再開が遅延する。
・このステージで移植片の移動により接着部のフィブリン層が破壊すると血漿循環が断たれるだけでなく、血管新生の場を失い致命的な失敗につながる。そのため、骨膜縫合やタイオーバーテクニックを駆使し、移植片が移動しないようにすることが肝要である。

「術後3〜7日」
・受容床から離れるほど移植組織は低酸素状態になり壊死に陥る。厚い移植片を移植してもすべてが生着するわけではなく、サイズの限界があることがわかる。
・このステージでパックが脱離した場合、圧を加えることなく慎重に再パックするか、パックを行わないようにする。つまり、不適切な再パックにより移植部に圧力が過度にかかると、新生血管や移植片の循環不全が生じ、失敗の大きな一因となる。

微小循環のモルフォロジー
―軟組織移植の生着過程を探る―

信藤孝博

「術後7〜28日」

- 術後7日以降、層状の血管吻合が確立して移植片と受容床が膠原線維で結合しているため、移植部のパックと縫合糸の除去は術後7〜14日までが適当と考えられる。
- 術後3週頃から移植片上皮の最表層に錯角化層が見られるようになる。そのためブラッシングの開始は術後3〜4週頃から可能となる。

「術後28〜84日」

- 移植片上皮下結合組織と接着部の瘢痕化にともない基質形成が進み、血管が圧扁化し、移植領域は周囲組織より白く見える。審美領域への適応は色調の不調和を示す。

おわりに

本稿において、軟組織移植の生着過程にもっとも重要である血行の再開過程について、筆者が長年培ってきた微小循環の形態研究をもとに解説した。この中でもっとも重要なことは、遊離組織であろうと有茎組織であろうと、血管新生を阻害しない外科術式の検討が安定した術後を生み出す要因となり、ひいては患者に対する予後の良い治療結果につながっていく。

今日、先端的な術式がその華々しさゆえに注目される傾向も見受けられるが、多くの臨床家が生物学的原則を理解し、科学性を持って治療術式を選択することを望むものである。

参考文献

1. Bowers,GM. A study of the width of attached gingiva. J Periodontol 1963;34(3):201-209.
2. Miyasato M, Crigger M, Egelberg J. Gingival condition in areas of minimal and appreciable width of keratinized gingiva. J Clin Periodontol 1977;4(3):200-209.
3. Warrer K, Buser D, Lang NP, Karring T. Plaque-induced Per-implantitis in the Presence or Absence of Keratinized Mucosa. An experimental study in monkeys. Clin Oral Implants Res 1995;6(3):131-138.
4. Lin GH, Chan HL, Wang HL. The significance of keratinized mucosa on implant health: a systematic review. J Periodontol 2013;84(12):1755-1767.
5. Nobuto T, Imai H, Yamaoka A. Microvascularization of the free gingival autograft. J Periodontol 1988;59(10):639-646.
6. Nobuto T, Imai H, Yamaoka A. Ultrastructural changes of subepithelial capillaries following graft epithelialization. J Periodontol 1988;59(9):570-576.
7. Nobuto T, Suwa F, Kono T, Hatakeyama Y, Honjou N, Shirai T, Mitsuyama M, Imai H. Microvascular response in the periosteum following mucoperiosteal flap surgery in dogs: 3-dimensional observation of an angiogenic process. J Periodontol 2005;76(8):1339-1345.
8. Nobuto T, Suwa F, Kono T, Taguchi Y, Takahashi T, Kanemura N, Terada S, Imai H. Microvascular response in the periosteum following mucoperiosteal flap surgery in dogs: angiogenesis and bone resorption and formation. J Periodontol 2005;76(8):1346-1353.
9. Nabers JM. Free gingival grafts. Periodontics 1966;4(5):243-245.
10. Sullivan HC, Atkins JH. Free autogenous gingival grafts. I. Principles of successful grafting. Periodontics 1968;6(3):121-129.
11. Miller PD Jr. Root coverage using a free soft tissue autograft following citric acid application. Part 1: Technique. Int J Periodontics Restorative Dent 1982;2(1):65-70.
12. Langer B, Langer L. Subepithelial connective tissue graft technique for root coverage. J Periodontol 1985;56(12):715-720.
13. Birch J, Brånemark PI. The vascularization of a free full thickness skin graft. I. A vital microscopic study. Scand J Plast Reconstr Surg 1969;3(1):1-10.
14. Birch J, Brånemark PI, Lundskog J. The vascularization of the free full thickness skin graft. Ⅱ. A microangiogrphic study. Scand J Plast Reconstr Surg 1969;3(1):11-17.
15. 岡田忠彦. 家兎の遊離自家全層皮膚における血行再開に関する走査および透過電子顕微鏡的研究. 十全医会誌 1984;93(3):440-453.
16. Zerem HM, Zweifach BW, McGehee J. Development of microcirculation in full thickness autogeneous skin grafts in mice. Am J Physiol 1967;212(5):1081-1085.
17. Gargiulo AW, Arrocha R. Histo-clinical evaluation of free gingival grafts. Periodontics. 1967;5(6):285-291.
18. Brackett RC, Gargiulo AW. Free gingival grafts in humans. J Periodontol 1970;41(10):581-586.
19. Smahal J, Ganzoni N. Contribution to the origin of the vasculature in free skin autografts. Br J Plast Surg 1970;23(4):322-325.
20. Gloor M, Ludwig G. Revascularization of free full thickness skin autograft. Arch Dermatol Forsch 1973;246(3):211-221.
21. Converse JM, Smahel J, Ballantyne DL Jr, Haper AD. Inosculation of vessels of skin graft and host bet:a fortuitous encounter. Br J Plast Surg 1975;28(4):274-282.
22. Goldman HM, Cohen DW. Periodontal therapy 6th ed. St. Louis:The C.V. Mosby Company, 1980;856-880.
23. Ohta Y, Okuda H, Suwa F, Okada S, Toda I. Plastic injection method for preparing microvascular corrosion casts for SEM and its practical application. Okajimas Folia Anat Jpn 1990;66(6):301-311.
24. Suwa F. What is discovered from microvascular corrosion cast-bone specimens. Electron Microsc 1999;34(3):168-172.
25. Cohen ES. コーエン 審美再建歯周外科カラーアトラス. 東京：西村書店, 1997;80-98.
26. 高倉伸幸, 尾池雄一, 室原豊明, 矢野聖二(編). 実験医学 増刊 血管研究と血管治療. 東京：羊土社, 2010;28(17):20-27.

教育講演

インプラント周囲軟組織の再建

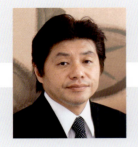

鈴木真名　Masana Suzuki　（東京都開業）

1984年　日本大学松戸歯学部卒業
1989年　鈴木歯科医院開業
2009年　日本大学松戸歯学部客員教授
OJ 特別顧問、SJCD インターナショナル常任理事、
日本歯周病学会専門医、日本臨床歯周病学会指導医

はじめに

インプラント周囲軟組織の再建には大別して2つの目的がある。1つは、インプラント周囲組織の機能的安定性を維持および構築することである。もう1つは、おもに前歯部インプラント治療における審美性の獲得である。

軟組織が退縮している場合、一般的に天然歯であれば矯正的挺出か歯周外科による再建が考えられるが、インプラントの場合は純粋に軟組織を移植する以外に方法はない。それでは、どのようなケースにおいても軟組織の再建は必要なのだろうか？　実際の歯肉の退縮には、硬組織と同時に退縮してくるケースと、純粋に軟組織のみ退縮するケースがある（**図1**）。別の観点では、歯科医師のミスによって起こることもあり、それは診断的なミスと技術的なミスに分類される（**図2**）。

軟組織の減少が認められる場合、筆者はその再建に対してはおもに結合組織移植を用いている[1]。結合組織移植術は広く応用されているが、その臨床的な基準はいまだ漠然としている。そのため、筆者は軟組織の退縮がどのような状態にあるかを見極めて術式を決められるようにインプラント周囲軟組織の分類を考案した[2]（**図3**）。本稿では、この分類に従って症例を供覧していく。

症例供覧

症例1：Class 1 b のケース

他院で上顎前歯部 1|1 にインプラントを埋入された患者。通常であれば特に問題のないケースだが、患者は審美的要求が高く、歯間乳頭の退縮が気になるということで軟組織移植を希望した。乳頭再建術を応用して軟組

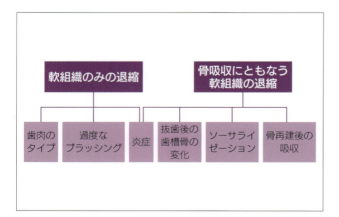

図1　インプラント埋入後の歯肉レベル減少の原因。

図2　インプラント埋入後の軟組織退縮の原因。

インプラント周囲軟組織の再建　　鈴木真名

織移植を行い、良好な結果を得ることができた。

前歯部の並列埋入のインプラント症例において、インプラント間の軟組織欠損は高い確率で起こるため、十分な注意が必要である。また、術後の変化も起きやすい部位であるため、プロビジョナルレストレーションにて長めに経過観察を行うべきである。本症例では、大きな変化は起こらず、むしろ良好な結果を得たが、患者の要求によって軟組織の再建術を適応している。しかし、再建術を行う場合、プロビジョナルのステージで対応できていればより良い結果を獲得できたと考えられる。

症例2：Class 2 a のケース

インプラント治療が終わってから数年後、急に軟組織が退縮したケースである。

非常にキレイな補綴物が入っている。デンタルX線からは骨がしっかり残っているように見えるが、口腔内所見から唇側の骨が欠損していることが想像できた。

Class 1：唇側の軟組織退縮が補綴物の範囲に限局

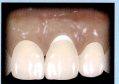
a：歯間部軟組織の退縮がない

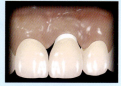
b：歯間部軟組織の退縮がある

Class 2：唇側の軟組織退縮によってアバットメントもしくはインプラントの一部が露出

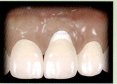
a：歯間部軟組織の退縮がない

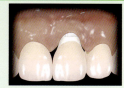
b：歯間部軟組織の退縮がある

Class 3：唇側の軟組織退縮によって本来なら骨癒着するインプラント表面が露出

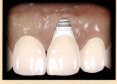
a：歯間部軟組織の退縮がない

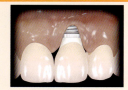
b：歯間部軟組織の退縮がある

図3　インプラント周囲軟組織退縮の分類。（参考文献2より引用・改変）

症例1：Class 1 b のケース（図4～11）

患者年齢および性別： 50代、女性　　**主訴：** 上顎前歯間のブラックトライアングルが気になる

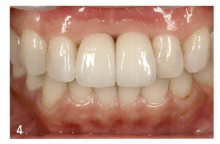
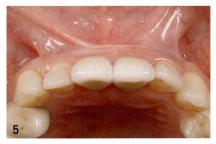
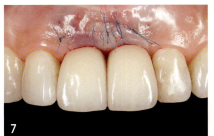
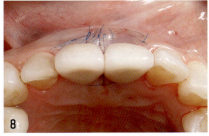
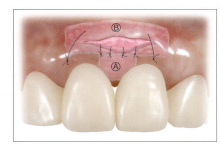

図4、5　初診時の口腔内正面観および咬合面観。患者は審美的要求が高く、歯間乳頭の退縮が気になるということで軟組織移植を希望した。

図6　同デンタルX線写真。骨欠損は認められない。

図7、8　受容床の軟組織が可動するようにフラップを形成し、2枚の結合組織を移植した。1枚を歯間乳頭の下に挿入し、縫合固定。次に、2枚目を唇側に移植し、周囲の粘膜の厚みを形成した。

図9　乳頭部により厚みをもたせるならBの移植片をより歯冠側に位置させ、AとBの移植片が重なるように縫合する。

63

■ 教育講演

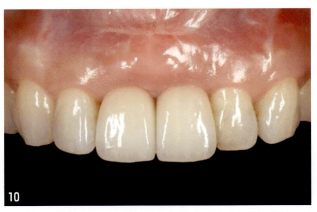
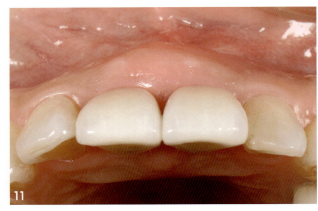

図10、11 術後3年の口腔内正面観および咬合面観。現在も安定した状態で、患者も非常に満足している。

症例2：Class 2 a のケース（図12〜16）

患者年齢および性別：50代後半、女性　　　**主訴**：歯肉が急に退縮してインプラントが露出した

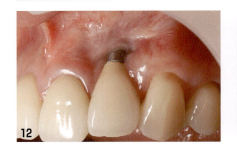
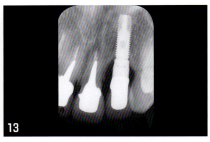

図12、13 インプラント治療が完了してから数年後、急速に軟組織が退縮したケース。デンタルX線からは骨がしっかり残っているように見えるが、口腔内所見から唇側の骨が欠損していることが想像できる。

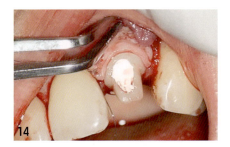
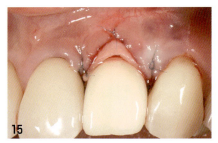

図14、15 オープンフラップを形成し、インプラント表面を可及的にデブライドメントした後に、採取した結合組織を移植した。フラップを元の位置に戻し、縫合。結合組織移植の際は懸垂縫合とし、吸収性の縫合糸を用いた。

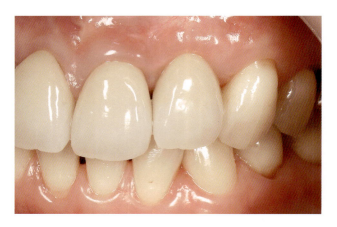

図16 術後3ヵ月の状態。垂直的歯肉レベルは決して満足できるレベルではないが、角化歯肉も良好に再建され、患者の満足も得られた。

インプラント周囲軟組織の再建　　鈴木真名

症例3：Class 3 bのケース（図17〜38）

患者年齢および性別：30代、女性　　　　主訴：下顎インプラントの露出

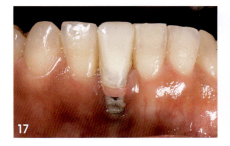
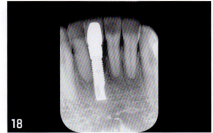

図17、18 初診時の口腔内所見と同デンタルX線写真。インプラントスレッド部の露出が認められ、インプラント埋入位置が唇側に傾斜している。

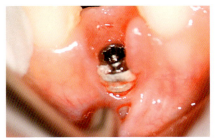
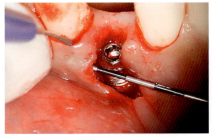
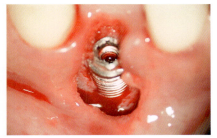

図19 アバットメント除去後、パワージェットを用いてインプラント表面のデブライドメントを行う。粉末はアミノ酸グリシン。

図20 デブライドメント終了後、根面被覆術と同様の考え方でエンベロープフラップを形成する。

図21 エンベロープフラップ形成後、再びパワージェットを用いてさらに根尖側のインプラント表面のデブライドメントを行う。

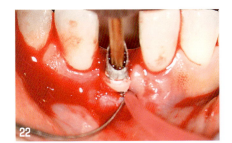
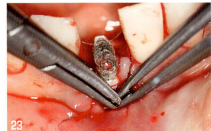

図22 移植片をエンベロープフラップ内に挿入後、アバットメントを再装着する。

図23 移植片を懸垂縫合によって固定する。

機械研磨表面の部分が露出しているが、スレッド部は露出しておらず、歯間部軟組織の退縮も認められないため、Class 2 aに分類した。

Class 2の場合、骨癒着する部分までは退縮していないが、軟組織の移植と硬組織の移植を考慮すべきである。できることなら硬組織移植が望ましいが、軟組織の再建だけで維持できる可能性があると考えられた。しかしながら、そのためには厚い角化歯肉が必要である。それと同時に、歯肉縁下のインプント表面に感染がないことが条件となる。本症例では前医との協議の結果、軟組織の移植のみの形成で解決することとした。

症例3：Class 3 bのケース

下顎インプラント部の周囲組織が退縮し、インプラントが露出したケース。骨癒着しているスレッド部分が露出しており、さらに歯間部分の軟組織も退縮しているためClass 3 bに分類した。

デンタルX線からはインプラト周囲の隣接部の骨吸収、さらに$\boxed{2}$歯根との著しい接近が認められた。本来であれば、インプラント除去が考えられる。しかし、トレフィンバーによる除去を行った場合は、隣接歯も除去することになる。

■教育講演

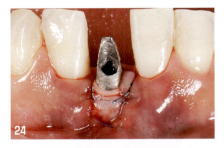
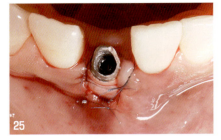

図24 縫合直後。垂直的歯肉をインプラント補綴物装着時の高さまで改善する。

図25 水平的歯肉レベルも同様に厚めに改善した。

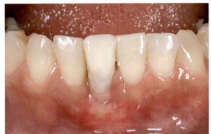
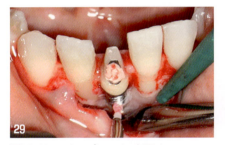
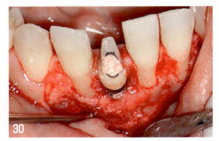
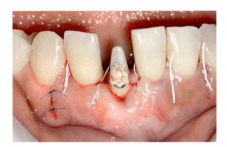

図26 術後5ヵ月。予定していた高さで軟組織の再建ができた。

図27 プロビジョナルレストレーション製作のため印象採得をする。

図28 続いて、GBRのため切開、剥離を行った。

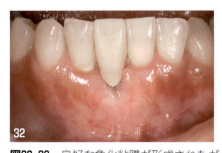
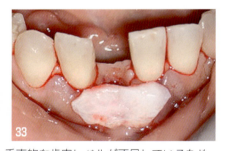
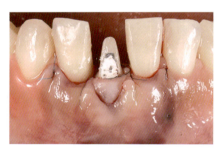

図29、30 インプラント表面をエアフロー、Er:YAGレーザーにて再び可及的にクリーニングし、骨移植材料を補填した。

図31 メンブレンを設置し、縫合。

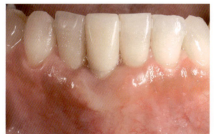
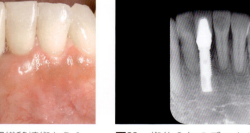

図32、33 良好な角化粘膜が形成されたが、垂直的な歯肉レベルが不足しているため、3回目の結合組織移植を適応した。

図34 縫合した状態。

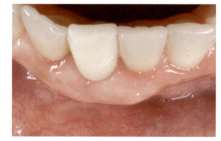

図35 3回目の結合組織移植術から1ヵ月後の状態。

図36 術後2年のデンタルX線。骨レベルに問題はない。

図37 水平的歯肉レベルも厚めに改善することで患者の安心感が得られた。

インプラント周囲軟組織の再建 　鈴木真名

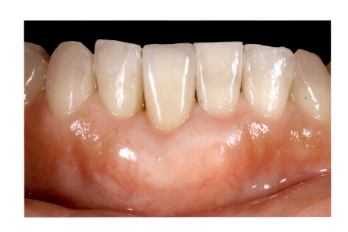

図38 術後3年の状態。インプラント周囲軟組織は厚い歯肉に覆われている。

表1 インプラント周囲軟組織再建の適応症

インプラントポジション	ポジションが悪く、歯肉の欠損が起きるケースは非常に多い。 特に唇側への傾斜埋入が大きく影響する。 唇側に傾きすぎると上部構造の形態をうまく形成できなくなるため、適応外となる。
インプラントタイプ	ティッシュレベルタイプのインプラントはアバットメントの形態をコントロールしにくい。 つまり歯肉貫通部の形態をコントロールできなくなる。 そのため、時にティッシュレベルタイプは再建に向かないケースもある。
インプラントの表面性状	ラフサーフェスのものはデブライドメントがしにくく、再建には向かない。
補綴物の形態	審美的に満足できるような補綴物が作れるのかどうかが判断基準となる。 補綴物の形態が整えられない部位のインプラント周囲を再建しても意味がない。
軟組織のタイプ	著しく軟組織が薄い場合は退縮が起こりやすいので、注意が必要である。

　この当時、筆者はトレフィンバーによる除去以外の方法を持たなかったため、硬・軟組織を再建することとした。
　まず、インプラント周囲を徹底的にデブライドメントし、結合組織移植を行って周囲に角化歯肉を形成した。この時点では著名な炎症はなく、排膿も認められなかった。角化歯肉の形成が認められたため、GBR（骨移植材料とメンブレン）で硬組織再建を行うこととした。GBRから約半年後、3回目の結合組織移植を行った。

おわりに

　このように分類したケースを供覧したが、すべてがインプラント周囲軟組織再建の適応症となるわけではない。そのため、筆者が考える適応症を**表1**にまとめた。特に硬・軟組織の退縮レベルによって再建の難易度が大きく変わるので、注意が必要である。退縮があまりにも大きい場合には適応が難しくなることを忘れてはならない。さまざまな角度から退縮の状態を観察してから、再建が可能であるかを判断し、施術に当たることが重要である。

参考文献

1. 鈴木真名．イラストレイテッド ペリオドンタル・マイクロサージェリー アドバンステクニック—審美性を獲得するソフトティッシュマネジメント—．東京：クインテッセンス出版，2010．
2. Suzuki M, Okawara J, Ogata Y. Classification and treatment plan of peri-implant soft tissue recession at the anterior zone. J Implant Advanced Clinical Dent 2012;4(5):87-92.

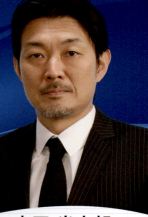

NAKATA 歯周形成外科キット

まずはここから！

中田 光太郎 Dr.

▶ 短い治療時間で、成功率を高める、精密キット
▶ 針・糸・歯肉をガッチリつかみ、糸が器具にからまない！
▶ **リーズナブルな価格**で、ルーペ・マイクロとマッチング！

新発売

滅菌保管ケースつき
セット購入時のみお付けします。
ケース単品は非売品です。

販売名	規格	価格
歯周形成外科キット	NAKATA直セット / NAKATA曲セット	¥162,000

持針器（縫合糸 7-0～12-0 用）

 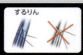

糸がからまない／するりん／すべらないダイヤコート

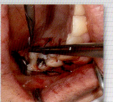

糸のからまない、針もすべらない
ダイヤコーティングつき18cm持針器

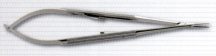

（直）20-010-18-07 または （曲）20-011-18-07

剥離子（イグルハルト）

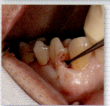

歯肉乳頭や歯肉辺縁部の剥離にピッタリ

23-402-18-07

剥離子（アレン）

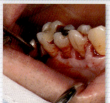

中空ハンドルでかるがる操作

38-050-01-07

マイクロブレード用ホルダー

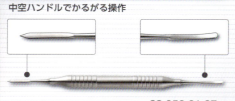

10-160-01-07

マイクロ用ピンセット

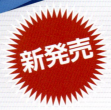

歯肉と糸をしっかりキャッチ、ダイヤコーティング

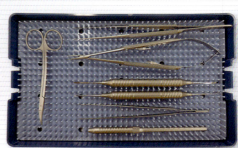

12-566-18-07

ピンセット（セムケン）

歯肉用先端極細ピンセット

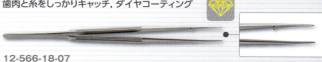

12-172-15-07

歯肉切開・形成用ハサミ

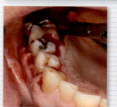

届いて見やすいS型カーブ、すべらないギザつき

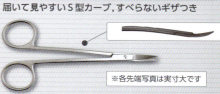

※各先端写真は実寸大です

11-593-11-07

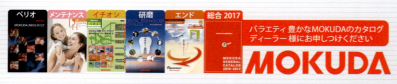

バラエティ豊かなMOKUDAのカタログ
ディーラー様にお申しつけください

MOKUDA

『売るためでなく、つくりだすため』

〒650-0047 神戸市中央区港島南町4丁目7番5号
www.mokuda.co.jp　TEL (078)303-8241

会員発表

木津康博 — YASUHIRO KIZU
鳥潟隆睦 — RYUBOKU TORIKATA
山口文誉 — FUMIYO YAMAGUCHI
下田　徹 — TORU SHIMODA
月岡庸之 — TSUNEYUKI TSUKIOKA
木村智憲 — TOMONORI KIMURA

会員発表

L-PRF(Leukocyte-Platelet Rich Fibrin)を用いた組織再生術の臨床応用
―再生医療により歯科インプラント治療はどのように変化するか―

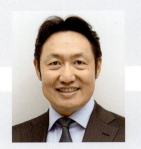

木津康博　Yasuhiro Kizu　（神奈川県開業）

2007年　東京歯科大学オーラルメディシン・口腔外科学講座臨床講師
2008年　医療法人社団木津歯科理事長
2009年　東京歯科大学口腔インプラント学講座臨床講師
医療法人社団木津歯科 オーラル＆マキシロフェイシャル ケアクリニック横浜

はじめに

インプラント治療および歯周病治療などに応用される再生医療は、歯科臨床医が熟知しておかなければならない医療である。さらに、口腔領域における再生医療は今後さらなる進化を遂げると考えられ、注目されている。現時点では、足場（スキャホールド）としての骨補填材料と濃縮血小板フィブリン（PRF：Platelet Rich Fibrin）を応用することにより、生体に有利な骨造成および軟組織再生が可能となる。

本稿では、白血球を含有した濃縮血小板フィブリン（L-PRF：Leukocyte-Platelet Rich Fibrin）および自己フィブリノーゲン（AFG：Autologous Fibrinogen Glue）を用いたインプラント治療のための組織再生術の臨床を供覧する。さらに、歯科臨床において必須の医療となる組織再生医療の今後の可能性について説明する。

インプラント治療における再生医療の実際

現在、歯周病治療やインプラント治療に際して、再生医療が多く応用されている（**表1**）。

その中で、L-PRF、AFGなど自己血を用いた再生治療は、インプラント治療など口腔治療での硬・軟組織再生に有効と考えられている[1〜3]。とくに、PRFは増殖因子であるTGF-βやVEGFの発現とともに、造血幹細胞マーカーであるCD34の発現を認め、再生医療への応用の有効性をRodellaらは示唆している[2]。また、PRFは血管新生を促進させ粘膜の創傷治癒を早めるとの報告もあり[3]、軟組織の再生医療に有効と考えられている。

Choukrounらは、上顎洞底挙上術でPRFを応用することにより骨再生期間が短縮されたと報告しており[4]、上顎洞底側顎骨からの骨再生に有効な役割を果たしている可能性が示唆されている。

本邦では「再生医療等の安全性の確保等に関する法律」が2014年より新法として施行され、リスクの程度により再生医療が3分類された[5]。本稿で解説するL-PRF、AFGなど自己血を用いた再生治療は第3種再生医療に分類され、インプラント治療における再生医療の幕開けと言っても過言ではない[6]。

そこで、L-PRF、AFGなど自己血を用いた第3種再生医療を併用したインプラント治療例を供覧する。

表1　歯科領域におけるおもな再生医療

歯周病における歯槽骨吸収部の組織再生治療
硬・軟組織欠損部（抜歯窩、囊胞摘出後、顎骨切除、外傷など）の組織再生治療
インプラント治療における顎骨、軟組織形態不良部の組織再生治療

L-PRF(Leukocyte-Platelet Rich Fibrin)を用いた組織再生術の臨床応用
―再生医療により歯科インプラント治療はどのように変化するか―

木津康博

症例1：前歯部顎骨骨再生後にインプラントを埋入した症例（図1〜22）

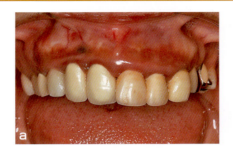
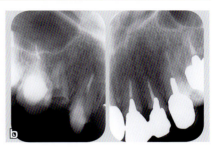

図1-a　術前の口腔内所見。上顎前歯部（2|2）に歯の著明な動揺と歯肉腫脹を認めた。

図1-b　同X線写真。根先部の透過像および歯根破折を認めた。

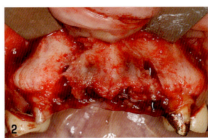
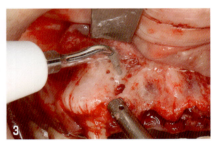

図2　抜歯、嚢胞摘出術後の顎骨。

図3　骨造成に際して、既存骨表面の準備。超音波骨切削機器（バリオサージ、ナカニシ社製）にて既存骨の新鮮面の露出およびデコルチケーションを行った。

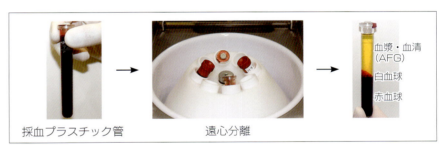

図4　遠心機（メディフュージ、Silfradent社）にて遠心分離後、AFGの抽出。プラスチック管から液体状のAFGを採取。

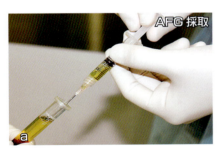
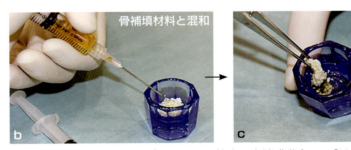

図5-a〜c　プラスチック管内AFGの採取と骨補填材料との混合：プラスチック管内の上清成分（フィブリノーゲンの状態）AFGを採取し、骨補填材料などと混和。

症例供覧

症例1（図1〜22）[6]

患者は35歳女性。上顎前歯部（2|2）に歯の著明な動揺と歯肉腫脹を認め、X線診査の結果、保存不可であった。抜歯、嚢胞摘出後に下顎枝ブロック骨移植による骨再建と同時に第3種再生医療である自己血から抽出したAFG、L-PRFと自家骨移植を併用した前歯部顎骨骨再生治療を施行した。スキャホールドである骨補填材料（HA）とAFGを混和し、骨再生療法を施行。また、創傷治癒促進と骨補填材料の膜としてL-PRFを利用し、組織再生療法も行った。

術後5ヵ月にCT診査を行い、理想的な上部構造を製作可能なインプラント埋入が可能となる十分な骨造成を

■ 会員発表

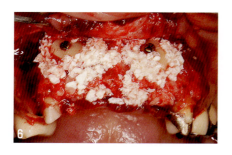
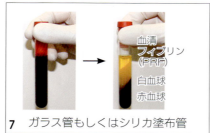

図6 骨欠損部に下顎枝ブロック骨移植による骨再建およびガラス製タッペングラス中で AFG と混和した骨補填材料（HA）を充填。

図7 遠心分離後、ガラス管から固まった PRF を採取。

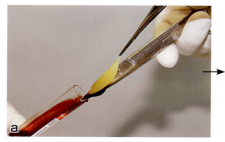
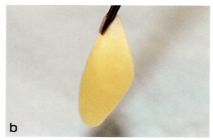

図8-a、b ガラス管内の赤血球部を除去し、PRF を採取。

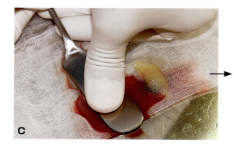
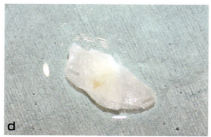

図8-c、d 採取した PRF をシート化することにより膜として使用する。

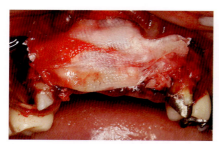
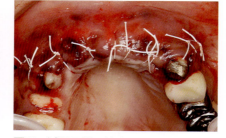

図9 PRF で骨造成部を被覆し、第3種再生医療を施行。

図10 減張切開、縫合による骨再生部の創閉鎖。

図11 術後5ヵ月の口腔内所見。

認めた。上顎前歯部のインプラント埋入は上部構造を考慮した場合、埋入位置は限定される。そのため、十分な硬・軟組織が必要であり、インプラント埋入には術前のシミュレーションおよびガイデッドサージェリーが必須と考えている。

本例においては NobelGuide®（ノーベルバイオケア社）システムの SmartFusion™ を用いたインプラントシミュレーション（NobelClinician®）を施行し、そのデータに基づくコンピュータガイデッドサージェリーによるインプラント埋入術および即時修復治療を行った。

ガイデッドサージェリーシステムである SmartFusion™ の特長としては、残存歯をマーカーとしてマッチングするため、部分歯牙欠損症例では従来法のようにマーカーを付与したラジオグラフィックガイドなどを装着して CT を再撮影する必要がない。このため、被曝を最小限に抑えることが可能となる。一方、口腔内模型を採取し、理想的な上部構造をワックスアップしスキャナー（Genion 2：ノーベルバイオケア社）にてスキャニ

72

L-PRF(Leukocyte-Platelet Rich Fibrin)を用いた組織再生術の臨床応用
―再生医療により歯科インプラント治療はどのように変化するか―

木津康博

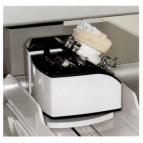

図12 ワックスアップした模型のスキャニング。

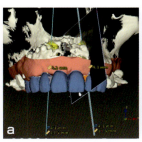

図13-a、b 骨造成部への上部構造を想定したインプラントシミュレーション(SmartFusion™)。

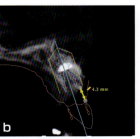

図14 術中所見：骨造成部。

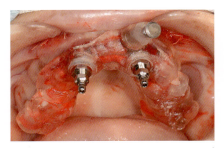

図15 コンピュータガイドによるインプラント埋入。

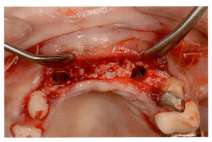

図16 インプラント埋入術施行後。

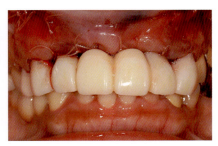

図17 インプラント埋入施術後、即時修復治療。

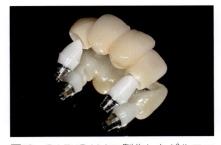

図18 CAD/CAMで製作したジルコニアアバットメントおよびオールセラミッククラウン。

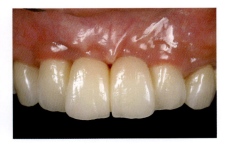

図19 インプラント埋入後4ヵ月でASC(角度付きスクリュー・チャネル)ジルコニアアバットメントおよび上部構造のスクリュー固定装着。

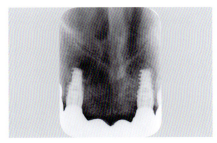

図20 骨造成部への上部構造を想定したインプラントシミュレーション(SmartFusion™)。

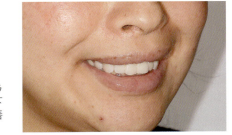

図21 顔貌所見。骨造成およびインプラント補綴治療を行ったことにより、鼻下から上唇にかけての皮膚の形態的改善(Facial support)を認める。

ングしデータを取得する。これらの画像をコンピュータ上でマッチングすることにより、シミュレーションが可能となる。

本例では、2|2部にインプラント埋入し、ブリッジタイプの上部構造をスクリュー固定する治療方針とし、シミュレーションを行った。インプラント埋入後約4ヵ月に上部構造を製作した。審美領域のため、アクセスホールが25°許容されるASCを用いたアバットメントをCAD/CAMで製作し、上部構造は口腔外でアバットメントと接着し、スクリュー固定とした。

会員発表

症例2：PRP、PRF内に含有する増殖因子（Epidermal Growth Factor：EGF）の濃度（図22〜30）

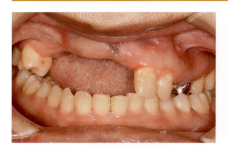
図22　口腔内所見。上顎の歯牙（5＋1）欠損。

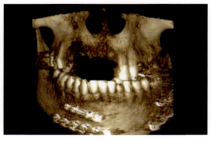
図23　CT所見：水平的、垂直的骨幅の不足を認めた。

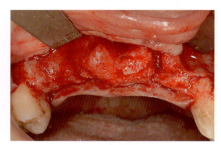
図24　顎骨所見。外傷が原因と思われる水平的、垂直的骨欠損を認めた。

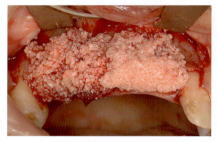
図25　骨欠損部にPPPと混和した骨補填材料（HA）を充填。

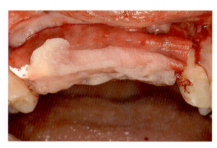
図26　吸収性コラーゲン膜にて骨造成部を被覆し、さらに軟組織再生を期待してPRPを応用。

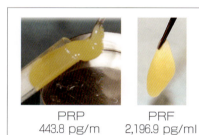
図27　PRPおよびPRF内の増殖因子（Epidermal Growth Factor：EGF）濃度比較。

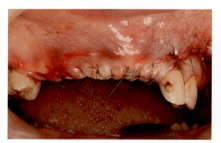
図28　減張切開、縫合による骨再生部の創閉鎖。

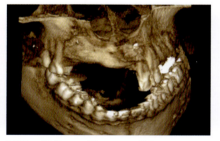
図29　術後5ヵ月のCT所見。

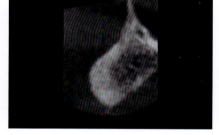
図30　同CT所見。十分な骨造成を認める。

症例2（図22〜30）

患者は38歳女性。交通事故にて上顎の歯牙（5＋1）を欠損。X線診査では水平的、垂直的骨幅の不足を認めた。同部にAFGと混和した骨補填材料（HA）およびブタ由来コラーゲン吸収性膜を用いた骨再生療法を施行した。また、コラーゲン膜上にダブルスピン法にて採取したPRPを用いた軟組織再生療法も併用した。

本症例において、PRP（Platelet Rich Plasma）およびPRF内の増殖因子（EGF：Epidermal Growth Factor）の濃度を測定した。PRPでは443.8pg/ml、PRFでは2,196.9pg/mlのEGFを確認できた。ともに高濃度のEGFが存在しており、これらには自己成分による組織再生能力の可能性があることが示唆された。

今後の顎顔面領域における再生医療の可能性

インプラント治療や歯周病治療を行っていくうえで、骨形態が不良、軟組織量が不足している難症例も多い。これら難症例においても長期にわたり機能的、審美的に良好な予後を獲得することが重要である。そのためには、

L-PRF(Leukocyte-Platelet Rich Fibrin)を用いた組織再生術の臨床応用
―再生医療により歯科インプラント治療はどのように変化するか―

木津康博

硬・軟組織再生など再生医療の併用が必須であると考えている。すでに臨床応用が行われている自己血の血清血漿を用いた歯科再生医療が第3種再生医療に認定され、さらには、今後の歯科での臨床応用が期待できる体性幹細胞を用いた治療が第2種再生医療に認定された。歯科医師にとって安全な再生医療を迅速かつ円滑に国民へ提供できるようになり、大変良いことである。とくに、第2種再生医療である体性幹細胞では、培養により採取した脂肪幹細胞(ASCs)は歯周病治療など骨再生医療としての可能性がすでに報告されている[7]。また、近年では体性幹細胞も脂肪幹細胞(ADRCs)のように脂肪から幹細胞を抽出し顎骨再生に応用可能となるなど、さまざまな再生歯科医療が期待できる。さらに、患者にとっては国の法律で認定された再生歯科医療を歯科医師から受けることができるようになったことも重要と考えられる。

一方、上記該当の再生医療を実施する医療機関は、細胞培養加工施設の届け出を厚生労働省へ行い、そのうえで再生医療等認定委員会へ再生医療の提供計画書の提出、審査後に国から再生医療提供の許可を受ける必要があり、提供には手順を踏む必要がある。

おわりに

現在、顎顔面領域の再建治療は自家骨や骨補填材料を用いた手法が中心である。一方、L-PRF、AFGなど自己血内の白血球を含有した濃縮血小板は増殖因子も高濃度に含有しており、本成分を組織再生に応用することにより再建のみならず再生治療が可能となりうる。インプラント治療など顎顔面領域の治療には大変有用かつ必須になると考えている。

さらに、幹細胞の応用が可能となれば、組織伝導能・誘導能のみならず、組織形成能を有する可能性があるため、顎顔面領域の再生医療として大変有用な治療法となりうる。そのため、再生医療新法の施行は、これらの術式が患者に提供される確立された再生治療として認められた大きな一歩を意味し、歯科医師にとって今後の新たな職域の拡大を指し示すものでもある。

今後、さまざまな再生医療のトランスレーショナルリサーチが行われ、より多くの再生医療が新法のもと迅速かつ安全に臨床応用されるようになれば、歯科医療の発展とともに患者にとって大変有益な医療となることが期待できる。

参考文献

1. Dohan DM, Choukroun J, Diss A, Dohan SL, Dohan AJ, Mouhyi J, Gogly B. Platelet-rich fibrin (PRF): a second-generation platelet concentrate. Part I: technological concepts and evolution. Oral Surg Oral Med Oral Pathol Oral Radiol Endod 2006;101(3):e37-44.
2. Rodella LF, Favero G, Boninsegna R, Buffoli B, Labanca M, Scarì G, Sacco L, Batani T, Rezzani R. Growth factors, CD34 positive cells, and fibrin network analysis in concentrated growth factors fraction. Microsc Res Tech 2011;74(8):772-777.
3. Choukroun J, Diss A, Simonpieri A, Girard MO, Schoeffler C, Dohan SL, Dohan AJ, Mouhyi J, Dohan DM. Platelet-rich fibrin (PRF): a second-generation platelet concentrate. Part IV: clinical effects on tissue healing. Oral Surg Oral Med Oral Pathol Oral Radiol Endod 2006;101(3):e56-60.
4. Choukroun J, Diss A, Simonpieri A, Girard MO, Schoeffler C, Dohan SL, Dohan AJ, Mouhyi J, Dohan DM. Platelet-rich fibrin (PRF): a second-generation platelet concentrate. Part V: histologic evaluations of PRF effects on bone allograft maturation in sinus lift. Oral Surg Oral Med Oral Pathol Oral Radiol Endod 2006;101(3):299-303.
5. 木村健一.再生医療等の安全性の確保等に関する法律について.Quintessence DENT Implantol 2015;22(3):40-41.
6. 木津康博.再生医療新法でインプラント治療はどう変わる.Quintessence DENT Implantol 2015;22(3):34-39.
7. Tobita M, Mizuno H. Adipose-derived stem cells and platelet-rich plasma: the keys to functional periodontal tissue engineering. Curr Stem Cell Res Ther 2013;8(5):400-406.

会員発表

インプラント周囲炎治療
―Water Micro Explosion Method のインプラント周囲組織再生への応用―

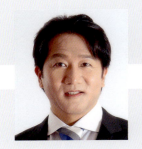

鳥潟隆睦　Ryuboku Torikata　（大阪府開業）

1997年　松本歯科大学卒業
2008年　りゅうぼく歯科開業
JIADS ペリオ・インプラントアドバンス講師
AAP 会員
日本臨床歯周病学会会員

はじめに

近年、インプラント治療の普及により患者のQOLが向上する一方、インプラント周囲炎の発症率も上がり解決すべき課題の1つとなっている。そして、解決に向けてはインプラント周囲炎を発症しないための予防的な診断、治療計画が重要である。しかしながら、すでにインプラント周囲炎を発症している患者も多く、辺縁骨を大きく失い、インプラント自体を喪失する可能性がある症例も散見される。このような場合、多くはインプラントの撤去を行い、歯槽骨の再建も含めインプラント再埋入を行うことが要求される。

ところが、インプラント治療は他の治療法と比較して高侵襲で治療期間も長く治療費もかかることから、一度埋入したインプラントへの患者の期待は大きい。つまり、われわれ歯科医師は、インプラントの長期的な安定を達成しなければならない責務がある。

今回、進行したインプラント周囲炎に罹患し保存が困難と思われるようなインプラントに対して、Er:YAG レーザー（ErL）の Water Micro Explosion を応用し、インプラント表面のデブライドメントと同時に滅菌、LPS（リポ多糖）のデトックス処理をし、失われた組織の再生を行い、経過が良好な症例を経験したので報告する。加えて、インプラントの保存に対するErLの有用性について述べてみたい。

Er:YAG レーザーによる Water Micro Explosion

歯科用レーザーには波長によって異なるさまざまな種類がある。その中でも硬組織に対して反応するものは CO_2 レーザーと ErL である。CO_2 レーザーは熱を発生し組織に吸収される一方、ErL は OH 基（水）にそのエネルギーが吸収され、その時に起こる水成分の体積膨張を利用し熱的影響がきわめて軽微な状態で拡散し、ばらして蒸散させる。その体積膨張は約800〜1,000倍で微小爆発する。これが Water Micro Explosion（WME）である。

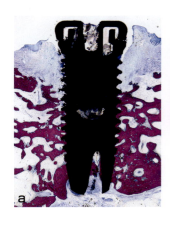 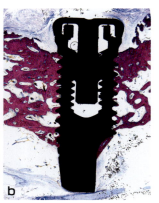

図1-a、b　Er:YAG レーザーのインプラント周囲治療における有効性を明らかにする目的で行われた研究の光学顕微鏡的観察像。抜歯から60日後にインプラント埋入。インプラント周囲炎にともなって生じる骨吸収に似せた骨縁下欠損を形成後、**a** は2ヵ月後に骨移植手術のみを行い、**b** は2ヵ月後に ErL 治療／骨移植手術／メンブレン治療を行った。それぞれ術後3ヵ月の光学顕微鏡的観察像である。**a** は骨-インプラント接触率（BIC）が低く、あらかじめ汚染したインプラントのスレッド部の再オッセオインテグレーションは獲得できていない。対して **b** は非常に良好な BIC で、汚染されていたインプラントのスレッドが再オッセオインテグレーションしている。（文献7より共同研究者の許可を得て引用）

インプラント周囲炎治療
―Water Micro Explosion Method のインプラント周囲組織再生への応用―

鳥潟隆睦

症例1：右側下顎臼歯部インプラントへの応用（図2～9）

患者年齢および性別：65歳、男性　　　**主訴**：インプラント部の歯肉腫脹および排膿

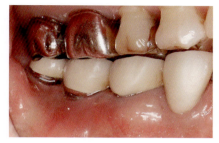

図2　7̄6̄部に歯肉の腫脹、排膿を認める。

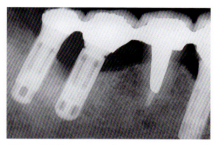

図3　6̄部のインプラント周囲に4壁性もしくは3壁性の骨欠損が生じている。

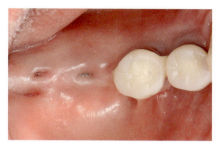

図4　上部構造体除去後約1ヵ月で上皮が再生され、これにより術後の完全閉鎖が容易になる。

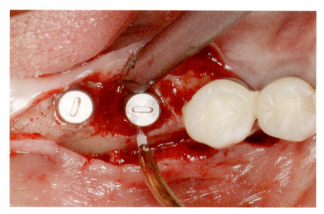

図5　骨面と汚染されたインプラント表面を完全に露出させ、ErL を用いて徹底的にデブライドメントを行った。

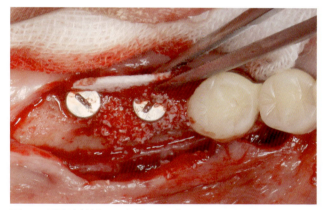

図6　骨補填材料と吸収性メンブレンを設置した。

Water Micro Explosion のインプラント周囲炎治療への応用

1990年代後半から、ErL に関する歯周組織再生療法を行う有効性が数多く報告されている[1～5]。インプラント周囲炎に対する WME がもたらす利点をまとめると、
①インプラント表面の滅菌ならびに LPS の除去・不活性化ができる
②汚染された酸化チタン層（表面）を除去できる
③インプラント本体および表面構造を大きく傷つけない
④オッセオインテグレーションに影響を与えるような温度上昇がない
⑤インプラント表面に異種物質を残さない
などが挙げられる。

これらの特徴を踏まえ、近年 ErL を用いたインプラント周囲炎に対する再生治療が報告されている[6]。特に、山本、Nevins らのイヌを用いた実験的なインプラント周囲炎モデルでは、一度汚染されたインプラント表面を ErL を用いて処理することで、再度オッセオインテグレーションが獲得されることが、証明されている（**図1-a、b**）[7]。

 症例供覧

症例1：右側下顎臼歯部インプラントへの応用

患者は65歳男性、右側下顎臼歯部のインプラント周囲組織の腫脹と排膿を主訴に来院した。インプラント周囲の骨欠損は、Renvert の分類[8]では、4壁性もしくは3壁性の状態で骨補填材料とメンブレンを用いた欠損修復が適応だと考えられた（**図2、3**）。上部構造体を除去し、カバースクリューに交換、インプラント体を上皮が覆う

77

会員発表

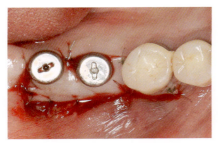

図7　口蓋から採取した遊離歯肉にティッシュパンチで穴を開け、適切な位置に縫合を行った。

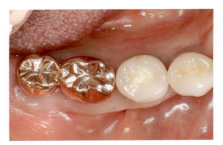

図8　2ヵ月後、良好な角化粘膜が獲得できた。新しいアバットメントに交換し、咬合関係と清掃性を考慮した補綴装置を装着した。

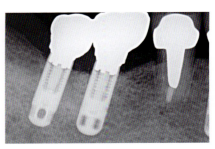

図9　術後3年。骨の平坦化も図られ、臨床的にも安定している。

症例2：左側下顎臼歯部インプラントへの応用（図10〜16）

患者年齢および性別：66歳、女性　　**主訴**：インプラント上部構造の脱離、歯肉腫脹および違和感

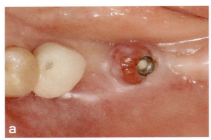
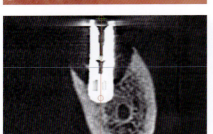
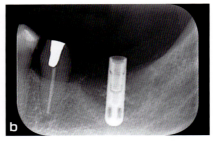
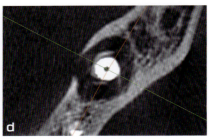

図10-a〜d　広範囲におよぶ4壁性の骨欠損で、インプラントの先端近くまで骨吸収が進行している。インプラント体には動揺が認められない。WMEにより除染することで骨頂と骨頂を結んだ範囲まで骨を再生できる可能性があると考えられた。CT所見では、インプラント周囲炎特有のカップ状骨吸収が認められた。

まで待ってから（図4）再生療法を行った。歯肉を剥離後、不良肉芽を除去し、インプラント表面の汚染された酸化チタン層をErLを用いて蒸散させ新生面を出した（図5）。その後、再度新しいカバースクリューに交換、骨補填材料と吸収性メンブレンを設置し、テンションがかからないように縫合した（図6）。約5ヵ月後、角化粘膜の不足が認められたため、遊離歯肉移植を行った（図7）。術後、インプラント周囲は十分な角化粘膜が存在し、咬合関係と清掃性を考慮した補綴装置を装着した（図8）。インプラント周囲炎の再発予防として余剰セメントの残留を考慮し、マージンラインは歯肉縁上1mmに設定した。術後3年のX線において、骨レベルは安定しており、経過は良好である（図9）。

症例2：左側下顎臼歯部インプラントへの応用

患者は66歳の女性で、左側下顎臼歯部の補綴装置の脱離とインプラント周囲組織の腫脹を主訴に来院した。インプラント周囲の骨欠損は広範囲におよぶ4壁性欠損で、インプラント尖端付近まで骨欠損が進行していた（図10）。残存歯が歯周炎に罹患していること、また脱離した補綴装置からは咬合や構造上の問題などもインプラント周囲炎の一因と考えられた。インプラントには動揺が認められなかったことと、患者が強く保存を望んだことから、再生療法を計画した。インプラントのすべてを完全に骨

インプラント周囲炎治療
―Water Micro Explosion Method のインプラント周囲組織再生への応用―

鳥潟隆睦

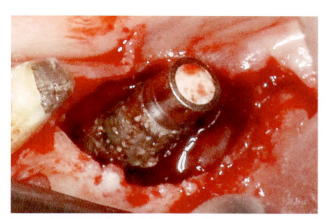

図11 全層弁を形成し肉芽組織を取り除いていくと、インプラント全面を覆うように歯石が付着していた。

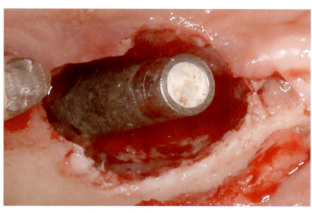

図12 ErL で徹底的にデブライドメントし、露出したインプラント全面を根気よく照射、滅菌デトックスしながら酸化チタン層を除去した。インプラント表面は大きく変化させていないことがわかる。

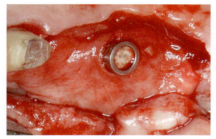

図13 骨補填材料とフィクスチャーの径に合わせた穴を開けた吸収性メンブレンを骨欠損部に設置した。

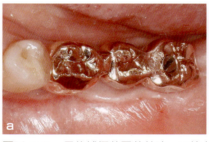

図14-a、b 最終補綴装置装着時。X線上で術前に計画した位置まで骨様組織の再生が認められる。上部構造とフィクスチャーとの間隙は、IMZ インプラントの内部可動性構造によるものである。

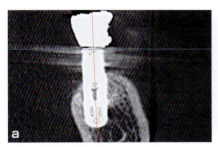

図15-a、b 術後2年半の状態。CT 上でもインプラント周囲の骨様組織像は安定している。

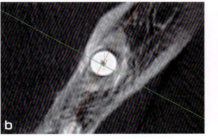

図16 同リエントリー時の所見。クオリティの高い骨様組織で満たされており、インプラント周囲との間隙はなく周囲骨との鑑別は困難であった。

で被覆することは困難だが、骨頂と骨頂を結んだ範囲までは骨を再生できる可能性があると考えられた。全層弁を形成し肉芽組織を取り除くと、インプラント全面を覆うように歯石が付着していた(**図11**)。ErL で起炎物質をデブライドメントし、全体にレーザーアブレーションを行った(**図12**)。骨欠損部に骨補填材料と吸収性メンブレンを隙間がないように設置し(**図13**)縫合した。5ヵ月後、遊離歯肉移植を行い補綴装置を装着した(**図14**)。X線上において骨レベルは安定しており、術後2年半のCT所見でもインプラント周囲の硬組織は安定していることが認められた(**図15**)。同リエントリー時の所見でも、インプラント周囲はクオリティの高い十分な骨様組織で満たされており、触診でもインプラント周囲に間隙はなく、周囲骨の鑑別は困難であった(**図16**)。再インテグレーションの可能性が示唆された。

■会員発表

症例3：左側下顎臼歯部インプラントへの応用（図17〜22）

患者年齢および性別：60歳、女性　　　　主訴：インプラント周囲の歯肉腫脹および違和感

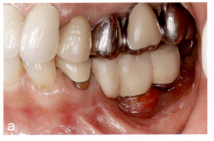
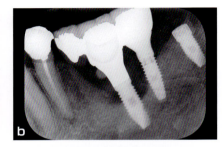

図17-a、b 6̄ 7̄部には著しい歯肉の腫脹とインプラント周囲辺縁骨吸収が認められる。6̄部はインプラントポジションが悪く、保存することは困難と判断し撤去した。

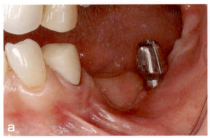
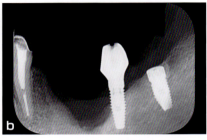

図18-a、b 6̄部インプラント撤去後の状態。さらに骨欠損の範囲が広がり、再建が困難であることが予測される。

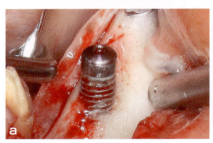
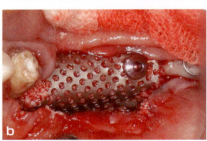

図19-a〜c 近心部では7スレッドほど露出しており、5̄ 6̄部には著しい骨欠損が確認できた。1壁性の骨欠損であるためErLの操作性が良く直視しながら汚染されたフィクスチャー表面のスレッドに対し確実にデブライドメンドを行った。GBRを行う際、7̄部インプラントをテンティングスクリューとし、チタンメッシュを固定した。その上に吸収性メンブレンを設置し、テンションがかからないように縫合した。

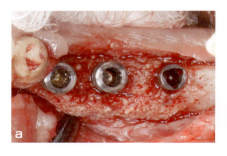
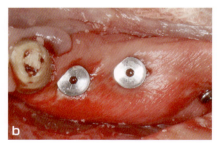

図20-a、b 術後6ヵ月、5̄ 6̄部のインプラントの埋入時。欠損部は骨様組織の再生を認めた。垂直的な骨の不足分には吸収性メンブレンを用いて再度GBRを行った。

症例3：左側下顎臼歯部インプラントへの応用

患者は60歳の女性で、左側下顎インプラント周囲組織の腫脹と違和感を主訴に来院した。6̄ 7̄部にインプラント周囲炎を認め、骨吸収も著しかった（**図17**）。6̄部はインプラントポジションが悪く、保存することは困難と判断し撤去したが、術後さらに骨欠損の範囲は広がった（**図18**）。7̄部のインプラントも保存が困難と考えられたが、5̄ 6̄部のGBR時のテンティングとして使用できることと、フィクスチャーの露出部位が7̄部の近心側であるためレーザー照射が容易であることなどから、保存することとした。5̄ 6̄部のGBRと同時に7̄部のインプラント周囲組織の再建を行い、後に5̄ 6̄部にインプ

インプラント周囲炎治療
―Water Micro Explosion Method のインプラント周囲組織再生への応用―

鳥潟隆睦

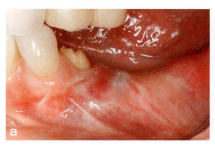
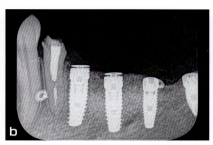
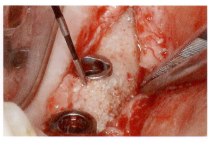

図21-a、b 一次手術後10ヵ月の口腔内とX線所見。図17と比較すると大幅に歯槽堤が再建されていることがわかる。カバースクリューとフィクスチャーとの間隙は、GBR時に使用した吸収性メンブレンをカバースクリューで固定したためである。

図22 二次手術時の状態。垂直・水平的にインプラントプラットフォーム付近まで骨様組織で覆われていた。十分な硬さの組織が確認でき、再インテグレーションの可能性が示唆された。

ラント埋入の治療計画を立案した。切開、剥離を行うと近心部では7スレッドほど露出しており、5|6 部には著しい骨欠損が確認できた。ErLを用いて汚染酸化チタン層を滅菌、デトックスしながら蒸散させ、7| 部インプラントをテンティングスクリューとし、チタンメッシュを固定した。その上に吸収性メンブレンを設置し、テンションがかからないように縫合した（**図19**）。術後8ヵ月、5|6 部にインプラントの埋入を行った。チタンメッシュを除去すると骨様組織の再生を認め、垂直的なわずかな骨不足は吸収性メンブレンを用いたGBRにて補った（**図20**）。術後10ヵ月の所見では、術前と比較して垂直的に大幅に歯槽堤の再建できた（**図21**）。二次手術時の所見でも 7| 部はプラットフォーム位置まで骨様組織の再生が認められ、再インテグレーションの可能性が示唆された（**図22**）。

おわりに

インプラント周囲炎はインプラントロジストの新しい課題である。ErLによるWME法は、インプラント表面の汚染された酸化チタン層（表面）を除去し、デブライドメントが確実に行え、滅菌、デトックス処理することができる。今回の症例により、ErLを用いることで一度失われた歯槽骨を再生し、再度インプラントのインテグレーションを達成させる可能性が示唆された。

患者は、できるだけ天然歯の保存を望んでいる。それと同じように、われわれが行ったインプラント治療に対しても、できるだけ長期的に安定することを望んでいる。歯を保存することは、歯科医師の従来からの課題であるが、これからはインプラントを保存することも新しい課題としてつねに取り組んでいくべきだと考える。

参考文献

1. Ando Y, Aoki A, Watanabe H, Ishikawa I. Bactericidal effect of erbium YAG laser on periodontopathic bacteria. Lasers Surg Med 1996;19(2):190-200.
2. Yamaguchi H, Kobayashi K, Osada R, Sakuraba E, Nomura T, Arai T, Nakamura J. Effects of irradiation of an erbium:YAG laser on root surfaces. J Periodontol 1997;68(12):1151-1155.
3. Schwarz F, Aoki A, Sculean A, Georg T, Scherbaum W, Becker J. In vivo effects of an Er:YAG laser, an ultrasonic system and scaling and root planing on the biocompatibility of periodontally diseased root surfaces in cultures of human PDL fibroblasts. Lasers Surg Med 2003;33(2):140-147.
4. Aoki A, Ando Y, Watanabe H, Ishikawa I. In vitro studies on laser scaling of subgingival calculus with an erbium:YAG laser. J Periodontol 1994;65(12):1097-1106.
5. Eberhard J, Ehlers H, Falk W, Açil Y, Albers HK, Jepsen S. Efficacy of subgingival calculus removal with Er:YAG laser compared to mechanical debridement: an in situ study. J Clin Periodontol 2003;30(6):511-518.
6. Yamamoto A, Tanabe T. Treatment of Peri-implantitis Around TiUnite-Surface Implants Using Er: YAG Laser Microexplosions. Int J Periodontics Restorative Dent 2013;33(1):21-30.
7. Nevins M, Nevins ML, Yamamoto A, Yoshino T, Ono Y, Wang CW, Kim DM. Use of Er:YAG Laser to Decontaminate Infected Dental Implant Surface in Preparation for Reestablishment of Bone-to-Implant Contact. Int J Periodontics Restorative Dent 2014;34(4):461-466.
8. Renvert S, Giovannoli JL. Peri-Implantitis. Paris: Quintessence, 2012;157.

会員発表

臼歯部咬合崩壊をともなう広汎型慢性歯周炎患者に対するインプラント治療を用いた咬合再構成症例

山口文誉　Fumiyo Yamaguchi　（神奈川県開業）

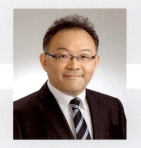

1998年　昭和大学歯学部卒業
2006年　山口歯科医院開業
日本歯周病学会指導医・専門医、日本臨床歯周病学会会員、
東京SJCD会員、日本口腔インプラント学会会員、
日本歯科顕微鏡学会会員

はじめに

中等度から重度歯周炎の場合、欠損部位や咬合崩壊などが認められインプラント治療を含む包括的治療が必要となるケースは少なくない。歯周炎患者におけるインプラント治療は禁忌ではないが、歯周炎の既往はインプラント周囲炎のリスクファクターであることが示されており[1]、十分に注意を払う必要がある。本稿では、中等度から重度の広汎型慢性歯周炎患者の症例を供覧し、歯周炎既往患者におけるインプラント治療を考察したい。

症例供覧

症例概要

患者は61歳の女性、歯周治療およびインプラント治療を希望して来院された。全身疾患は特に問題なく、非喫煙者であった。口腔内所見より、全顎的に歯肉の発赤、腫脹および部分的な排膿が認められ、上顎前歯部においては歯肉の不整が確認できた（**図1**）。咬合関係はAngleの分類Ⅱ級2類の過蓋咬合であった。上顎右側臼歯欠損部は、以前義歯を製作したものの異物感が強く、使用さ

臼歯部咬合崩壊をともなう広汎型慢性歯周炎患者に対するインプラント治療（図1〜8）

患者年齢および性別：61歳、女性
主訴：歯周治療およびインプラント治療を希望
既往歴：特記事項なし
診断：中等度から重度広汎型慢性歯周炎

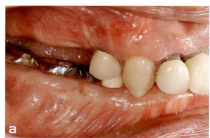
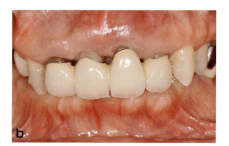
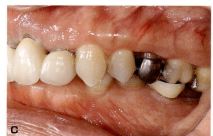
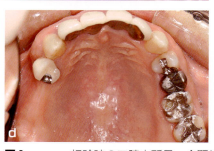
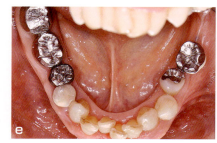
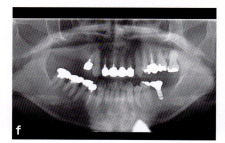

図1-a〜e　初診時の口腔内所見。全顎的に歯肉の発赤・腫脹が認められ、上顎前歯部には歯肉の不整が確認できた。咬合関係はAngleの分類でⅡ級2類の過蓋咬合。上顎右側臼歯欠損部は放置され上顎両側中切歯・側切歯には咬合性外傷が認められた。

臼歯部咬合崩壊をともなう広汎型慢性歯周炎患者に対するインプラント治療を用いた咬合再構成症例

山口文誉

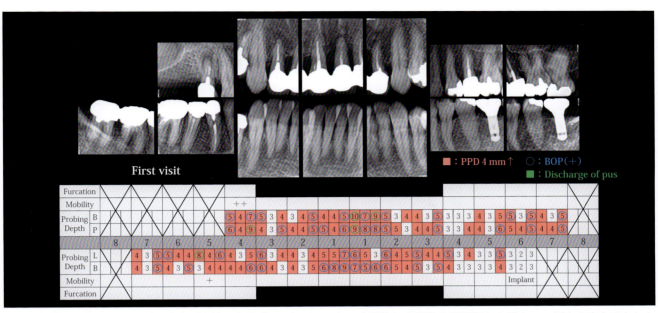

図2 初診時のデンタルX線写真（14枚法）と歯周ポケットチャート。全顎的に水平性の骨吸収および4mm以上の出血をともなう深い歯周ポケットが確認できた。特に上下顎前歯部で顕著な状態であった。

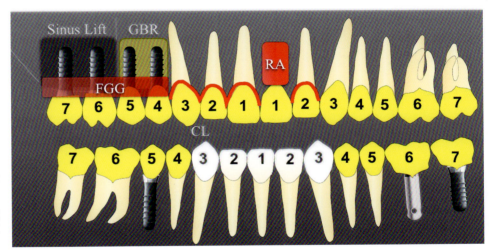

図3 インプラント治療を含む包括的治療による咬合再構成を計画した。歯周炎既往者であるため、インプラント治療前後の徹底した歯周炎炎症のコントロールを重視した。
RA＝歯槽堤増大術、CL＝歯冠長延長術、FGG＝遊離歯肉移植術、GBR＝骨再生誘導法。

れずに放置されていた。上顎両側中切歯および側切歯にはフレミタスがあり、咬合性外傷が認められた。下顎に関しては、5部に垂直性破折、前歯部には叢生が認められた。X線所見より全顎的に水平性の骨吸収、特に上下顎前歯部に顕著な骨吸収が確認できた。歯周ポケットチャートにおいては、全顎的にプロービング時の出血（以下：BOP）を持つ4mm以上の歯周ポケットが確認された（**図2**）。以上より、「中等度から重度広汎型慢性歯周炎」と診断した。

本症例におけるおもな問題点としては、歯周炎の存在と臼歯部咬合崩壊、さらに前歯部の審美的問題が挙げられる。今回は患者の希望もあり、インプラント治療による咬合再構成を計画した（**図3**）。ここで、歯周疾患既往患者におけるインプラント治療の注意事項を確認したい。

歯周炎患者におけるインプラント治療の論文的考察

Mayfieldの報告によると、歯周疾患の既往はインプラント治療における十分にエビデンスのあるリスクイン

会員発表

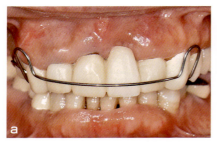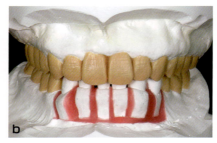
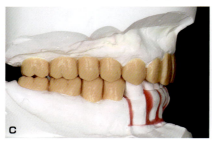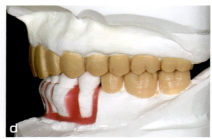

図4 -a〜d m-HEPおよび診断用ワックスアップ、セットアップ模型。m-HBP装着後、筋の緊張が緩和し顎位が安定してきたところで診断用ワックスアップおよびセットアップ模型を製作し、プロビジョナルレストレーションの製作および装着に移行した。

ディケーターとして挙げられている[2]。また、メタ分析されたシステマティックレビューによると、歯周疾患の既往はインプラントの長期生存に関してのリスク因子であると報告されている[1]。したがって、本症例のような歯周疾患既往患者へのインプラント治療においては、その予防処置が重要となる。まず、インプラント治療前に徹底した歯周炎の炎症のコントロールを行わなければならない。具体的には、残存するBOPを持つ5mm以上の歯周ポケットを排除しておくこと、フルマウス・プラークスコアを20％以下にしておくことなどが報告されている。もちろん喫煙者には禁煙指導が必須である。次に、インプラント治療後も厳格にコントロールされたサポーティブ・ペリオドンタル・セラピー（SPT）と、メインテナンスを行うことが重要である[3]。歯周疾患既往患者におけるインプラント治療を行う際は、上記を念頭に置き治療にあたることが重要と思われる。

治療計画および経過

初期治療として、ブラッシング指導、スケーリング、ルートプレーニングにて徹底的な歯周炎炎症のコントロールを行った。その後、モディファイド・ホーレーバイトプレーン（m-HBP）を使用した[4,5]。筋の緊張も緩和し顎位が安定してきたところで、診断用ワックスアップおよびセットアップ模型を製作し（**図4**）、これを参考に一次プロビジョナルレストレーションを製作し装着した。初期治療後の再評価時には全顎的にBOPはなくなり、歯周ポケットもすべて3mm以内にすることができた。

歯周炎の炎症コントロールを達成した後、続いてインプラント治療に移行した。まず、骨量不足が確認できる上顎右側臼歯部の骨増生治療を行った。術前のCT検査より、右側上顎洞に粘膜の肥厚が確認できた。上顎右側小臼歯部は骨幅が4〜5mm程度と薄く、上顎右側大臼歯部は上顎洞までの骨高径が4〜6mm程度であった。したがって、上顎洞内の炎症をコントロールした後に、GBRとサイナスリフトを行うこととした。その後、サージカルガイドを用いてインプラントを埋入した（**図5**）。

一定の待機期間後、オッセオインテグレーションを確認してから二次プロビジョナルレストレーションを装着、臼歯部での咬合支持を獲得した。しかし、同部位は歯周炎による骨吸収および骨増生処置により、口腔前庭の狭小化ならびに角化歯肉の減少が認められた。「インプラントの健康維持と組織安定のために角化歯肉は必要か」という点に関し、いまだ論争があり結論は出ていないが、現在までに発表されたいくつかの報告より自身の見解を述べたいと思う。

臼歯部咬合崩壊をともなう広汎型慢性歯周炎患者に対するインプラント治療を用いた咬合再構成症例

山口文誉

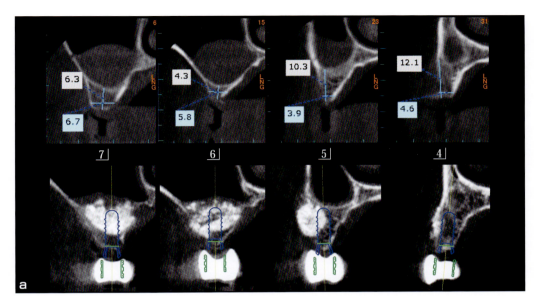

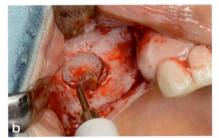
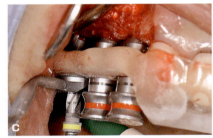
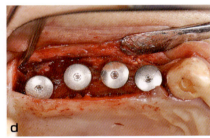

図5-a〜d　上顎右側臼歯部のGBRおよびサイナスリフト、インプラント埋入。上顎洞内の炎症をコントロールした後、GBRおよびサイナスリフトを行った。インプラント埋入はサージカルガイドを使用。

インプラント周囲角化歯肉の必要性に関する論文的考察

　近年発表されたこのテーマに関するシステマティックレビューによると、インプラント周囲の角化歯肉幅の減少は、インプラントの残存率および骨吸収や歯肉退縮、そして歯周ポケットの増加との間に相関関係はないとされている[6〜9]。したがって、角化歯肉が少ないからといって遊離歯肉移植術（FGG）を行う必要はないと考えられる。一方で、角化歯肉幅の減少は炎症症状を示す臨床パラメータの増加や不十分な口腔衛生を引き起こす傾向にあることが示唆されている。特に2mmという角化歯肉の幅が1つの指標としていくつかの論文で報告されている。Schrottらは、角化歯肉幅が2mm以下の場合ではプラークの堆積が多くなり、BOPが上昇すると報告している[10]。またSouzaらは、角化歯肉幅が2mm以下の場合、ブラッシング時の痛み、不快感をより多く生じると報告している[11]。Askinらは、角化歯肉幅が2mm以下の場合にこのような問題が起こったとしても、FGGを行うことで角化歯肉幅が2mm以上の状態とほぼ同等な臨床結果を得ることができると報告している[12]。したがって、角化歯肉幅が2mm以下の場合にはさらに徹底したプラークコントロールが重要となる。しかし、プラークコントロールを徹底したとしてもブラッシング時に痛みや不快感が生じてブラッシングが困難となる場合には、角化歯肉幅の増大を目的としたFGGが必要になると考えている。

　本症例は角化歯肉幅が2mm以下で、患者からブラッシングしにくいという訴えもあり同部位にFGGを行った（図6-a〜c）。その後、下顎前歯部の叢生に部分矯正を、上顎前歯部の歯肉の不整に歯周形成外科治療（歯冠長延長術および歯槽堤増大術）を行い[13,14]（図6-d〜f）、補

■ 会員発表

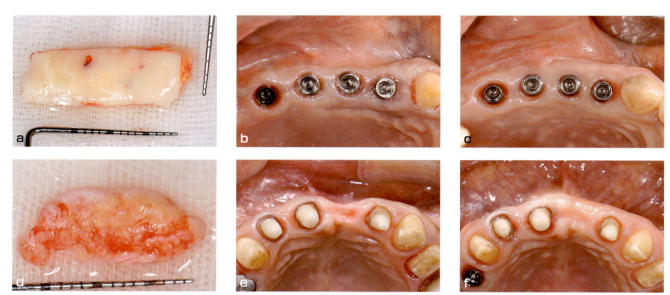

図6-a〜f　インプラント周囲の角化歯肉増大および上顎前歯歯槽堤欠損部の回復のため遊離歯肉移植術・歯槽堤増大術を行った。

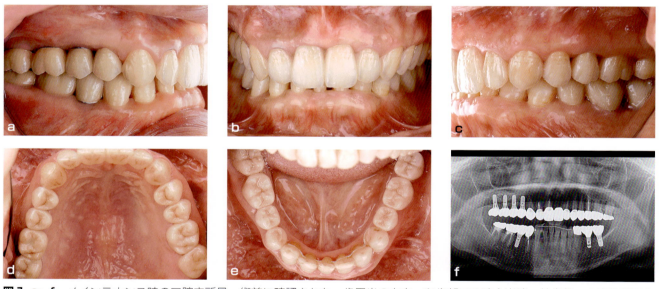

図7-a〜f　メインテナンス時の口腔内所見。術前に確認された、歯周炎の存在・臼歯部での咬合崩壊・前歯部での審美障害などの問題は概ね改善できた。同パノラマX線写真では、歯槽骨の状態が全顎的に平坦化し、インプラント埋入部やGBRおよびサイナスリフトをした部位も安定していることが確認できる。

綴治療へ移行した。現在プラークコントロールも良好で全顎的にBOPはなく、歯周ポケットもすべて3mm以内に収束しメインテナンスを行っている（図7、8）。

 おわりに

　歯周炎既往患者におけるインプラント治療は禁忌ではないが、歯周炎の既往がインプラント周囲炎のリスク因子であることを理解し、十分に注意を払わなければならない。いまだインプラント周囲炎に対する確実な治療法は確立されていない。したがって、現在までに発表されているインプラント周囲炎に対する予防処置の臨床ガイドラインを厳守して治療に当たることが重要である[2]。歯周病患者に対するインプラント治療の成功の鍵は、インプラント治療前後の徹底した炎症のコントロールにある。

臼歯部咬合崩壊をともなう広汎型慢性歯周炎患者に対するインプラント治療を用いた咬合再構成症例

山口文誉

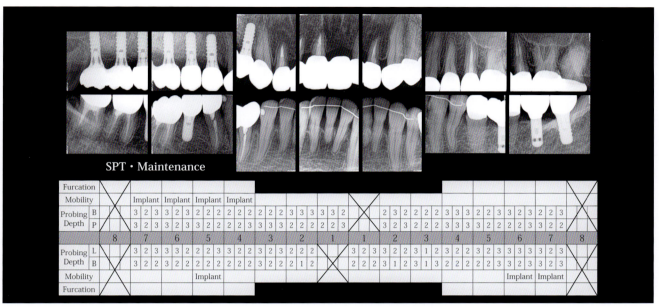

図8 メインテナンス時のデンタルX線写真（14枚法）と歯周ポケットチャート。全顎的に歯周ポケットは3mm以内でBOPはなく歯周組織は安定している。

参考文献

1. Wen X, Liu R, Li G, Deng M, Liu L, Zeng XT, Nie X. History of periodontitis as a risk factor for long-term survival of dental implants: a meta-analysis. Int J Oral Maxillofac Implants 2014;29(6):1271-1280.
2. Heitz-Mayfield LJ. Peri-implant diseases: diagnosis and risk indicators. J Clin Periodontol 2008;35(8 Suppl):292-304.
3. Heitz-Mayfield LJ, Needleman I, Salvi GE, Pjetursson BE. Consensus statements and clinical recommendations for prevention and management of biologic and technical implant complications. Int J Oral Maxillofac Implants 2014;29 Suppl:346-350.
4. Morton Amsterdam, Leonard Abrams : Periodontal Prosthesis. In : Henry M. Gold man, D. Walter Cohen Periodontal Therapy , sixth edition. Saint Louis:The C.V. Mosby Company, 1980;1121-1154.
5. Manuel H. Marks. Posterior Bite Collapse ; Altering Occlusal Vertical Dimension Preparatory to Anterior Retraction. In : Manuel H. Marks, Herman Corn, Atlas of adult orthodontics. Philadelphia:LEA & FEBIGER, 1989, 466-490.
6. Wennström JL, Derks J. Is there a need for keratinized mucosa around implants to maintain health and tissue stability? Clin Oral Implants Res 2012;23 Suppl 6:136-146.
7. Lin GH, Chan HL, Wang HL. The significance of keratinized mucosa on implant health: a systematic review. J Periodontol 2013;84(12):1755-1767.
8. Gobbato L, Avila-Ortiz G, Sohrabi K, Wang CW, Karimbux N. The effect of keratinized mucosa width on peri-implant health: a systematic review. Int J Oral Maxillofac Implants. 2013;28(6):1536-1545.
9. Brito C, Tenenbaum HC, Wong BK. Schmitt C, Nogueira-Filho G. Is keratinized mucosa indispensable to maintain peri-implant health? A systematic review of the literature. J Biomed Mater Res B Appl Biomater 2014;102(3):643-650.
10. Schrott AR, Jimenez M, Hwang JW, Fiorellini J, Weber HP. Five-year evaluation of the influence of keratinized mucosa on peri-implant soft-tissue health and stability around implants supporting full-arch mandibular fixed prostheses. Clin Oral Implants Res 2009;20(10):1170-1177.
11. Souza AB, Tormena M, Matarazzo F, Araújo MG. The influence of peri-implant keratinized mucosa on brushing discomfort and peri-implant tissue health. Clin Oral Implants Res 2016;27(6):650-655.
12. Buyukozdemir Askin S, Berker E, Akincibay H, Uysal S, Erman B, Tezcan I, Karabulut E. Necessity of keratinized tissues for dental implants: a clinical, immunological, and radiographic study. Clin Implant Dent Relat Res 2015;17(1):1-12.
13. Seiber J. Reconstruction of deformed partially edentulous ridges, using full-thickness onlay grafts. Part 1. Technique and wound healing. Compend Contin Educ Dent 1981;2(4) 212-223.
14. 鈴木真名．イラストレイテッド ペリオドンタル・マイクロサージェリー アドバンステクニック．審美性を獲得するソフトティッシュマネジメント．東京：クインテッセンス出版，2010．

会員発表

Morphology and Material Selection in Full Bone Anchored Bridge Cases

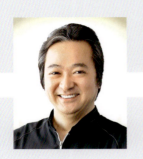

下田 徹　Toru Shimoda　（兵庫県開業）

1995年　鹿児島大学歯学部卒業、鹿児島大学歯学部第一口腔外科
1999年　鹿児島大学附属病院 歯科麻酔科文部教官助手
2000年　国立療養所星塚敬愛園 厚生労働技官歯科医長
2006年　オパールデンタルクリニック開業
福岡SJCD理事、公益社団法人日本口腔インプラント学会会員、
日本口腔外科学会会員

はじめに

無歯顎患者に対するフルボーンアンカードブリッジではインプラントの埋入本数が多くなり、修復物も大がかりなものになる。そのため、上部構造の破折などのトラブルやインプラント周囲炎が起こった場合、少数歯欠損の場合と比較して、患者と歯科医師の双方に大きな負担となる。したがって、インプラント周囲炎の予防や上部構造の耐久性、修復の簡便さにはより一層配慮が必要である。本稿では、より良いフルボーンアンカードブリッジにおける上部構造の設計とマテリアルの選択について、私見を述べたいと思う。

無歯顎顎堤の分類

山﨑は、Sulikowskiの分類を基に、歯の欠損の状況と顎骨の吸収度合いにより欠損歯列の状態を分類している[1]。なかでもMajor structural lossは咬合支持のまったくない状態であり、これを顎堤の水平・垂直的な吸収状態によってさらに細分化し、インプラント補綴の手法を詳細に分類している（**図1**）。

フルボーンアンカードブリッジにおける重要5項目

筆者はフルボーンアンカードブリッジのような大がかりな修復物では特に、①インプラント埋入ポジション、②生体親和性、③清掃性、④耐久性、⑤修復性の5項目が重要だと考えている。

①インプラント埋入ポジション

本稿で供覧するMajor structural lossの3症例は、コンピュータガイデッドサージェリーにて正確な埋入手術を行い、即時荷重とした。フルボーンアンカードブリッジは前述のとおりインプラントポジションも重要だが、

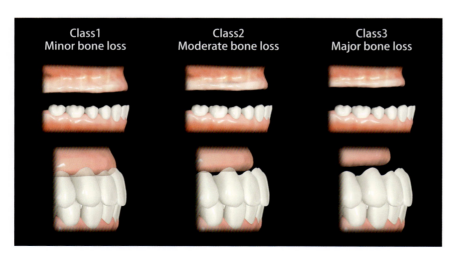

図1　歯の欠損の状況と顎骨の吸収度合いによりインプラント補綴の手法を詳細に分類し、Major structural lossの中からもさらに3つに細分化している。左より、Minor bone loss、Moderate bone loss、Major bone loss。（寺西邦彦．連載series 無歯顎インプラント上部構造の種類、具備すべき条件とその選択．Quintessence DENT Implantol 2016；23（6）：72-82より引用）

Morphology and Material Selection in Full Bone Anchored Bridge Cases

下田 徹

現在はCT、CAD/CAMによるガイデッドサージェリーで正確な埋入が可能となっており[2]、上部構造の設計およびマテリアルの選択はさらに重要である。

筆者はフルボーンアンカードブリッジの設計の注意点を上部構造の基底面エリアと咬合面エリアに分けて考察している。基底面エリアでは生体親和性と清掃性が、咬合面エリアでは耐久性と修復性が大きな要素であり、以降はこれら4要素について症例を通して詳しく考察したい。

②生体親和性

ブリッジのフレームワークに用いられることが多いチタンと比較して、ジルコニアは生体親和性にすぐれているとされている[3]。さらに、ジルコニアでは表面性状が滑沢であるため細菌の付着が少なく、インプラント周囲炎予防の観点からすぐれた性質といえる[4]。

これらの理由で、筆者はフルボーンアンカードブリッジのフレームワークにジルコニアを選択している。

③清掃性

平均的な上顎中切歯の歯冠長は11.5mmである。上部構造の切縁から顎堤までの距離が11.5mm以上であれば歯根形態を付与した修復物を、14mm以上であれば人工歯肉を付与した修復物を装着することが推奨されている（図2）。

Class 1では天然歯の形態により近いので清掃は容易であるが、形態がより複雑なClass 3では清掃が困難となる。では、この清掃性に大きくかかわる基底面の形態にどのように留意しているか、Class別に症例を供覧したい。

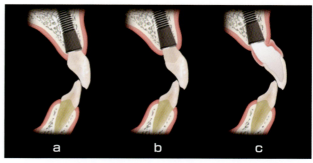

図2 平均的な上顎中切歯の歯冠長は11.5mm（**a**）。もし上部構造の切縁から顎堤までの距離が11.5mm以上であれば、歯根形態を付与した修復物（**b**）、さらに14mm以上であれば人工歯肉を付与した修復物を装着する（**c**）。
（寺西邦彦. 連載 series 無歯顎インプラント上部構造の種類、具備すべき条件とその選択. Quintessence DENT Implantol 2016；23(6)：72-82より引用）

症例供覧

Class 1：Minor bone loss 症例

患者は54歳。前歯部残根を抜歯した後に起こる歯槽堤の吸収を唇側2mm、高さ2mmと想定して抜歯部位の模型を削合し診断用ワックスアップを行った。上顎中切歯切縁から歯槽頂までの距離は11mmでClass 1と診断した。

修復物のデザインは、通常の歯冠長のフルカントゥアジルコニアブリッジを計画した。インプラント埋入後4ヵ月の所見では歯肉ラインが不正であったため、セカンドプロビジョナルレストレーションを製作し、歯肉ラインの調整を行った。ポンティック部の歯肉の調整では、トリミングガイドを製作し電気メスでの歯肉切除を行い、セカンドプロビジョナルを装着後、歯肉の成熟を待ってから最終補綴物を装着した。唇側と頬側は審美的理由からジルコニアフレームにポーセレンを築盛しており、粘膜と接する基底面は高度に研磨されたジルコニア表面で形態はオベイトポンティックとした。

Class 2：Moderate bone loss 症例

患者は53歳、男性。診断用ワックスアップより、切縁から歯槽頂までの距離は14mmでClass 2と診断し、生体親和性のすぐれたジルコニアフレームを歯根形態に製作し、歯冠部は耐久性と修復の簡便さを考慮し二ケイ酸リチウムブロック（IPS e.max プレス；Ivoclar Vivadent社、以下 e.max）からCAD/CAMにて連冠で製作し、ジルコニアフレームに接着する設計とした。しかし、完成した修復物を装着したところ、審美性に深刻な問題があり、再設計をしなければならなくなった。これは、ジルコニア表面のステイニングの限界と、エンブレジャーの形態付与がジルコニアでは非常に困難なためであった。そこで、審美的理由から歯根部にピンクハイブリッドレジンを築盛し人工歯肉を付与した。

会員発表

Class 1：Minor bone loss のケース（図3〜11）

患者年齢および性別：54歳、女性　　　　　主訴：義歯の不適合ならびに固定性補綴物を希望

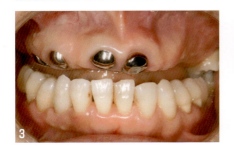
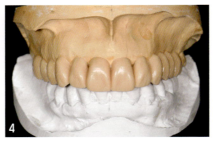

図3　初診時の口腔内所見。

図4　診断用ワックスアップ。上顎中切歯切縁から歯槽頂までの距離は11mmでClass 1のMinor bone lossと診断した。

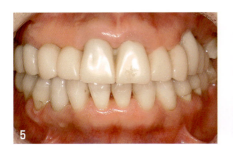
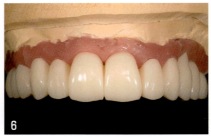

図5、6　術後4ヵ月の所見。歯肉ラインは不正で、このままの状態で最終補綴物を製作すると、審美的な問題だけでなく、ブラッシング時に高低差のある歯頸部のプラークコントロールが行いにくい環境になってしまう。

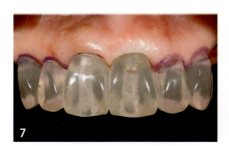
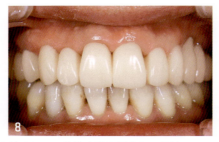
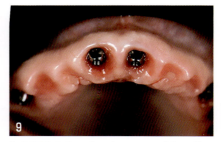

図7〜9　ポンティック部の歯肉の調整ではトリミングガイドを製作し、電気メスでの歯肉切除を行った。トリミング後、ポンティック部をオベイト状にしたセカンドプロビジョナルレストレーションを装着し、歯肉の成熟を待った。

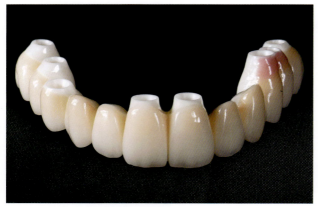
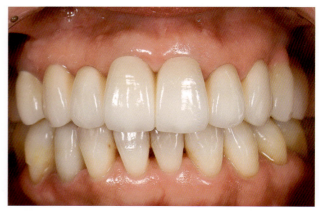

図10　唇側と頬側は審美的理由からジルコニアフレームにポーセレンレイヤリング。粘膜と接する基底面はハイポリッシュされたジルコニア表面で形態はオベイトポンティックとした。

図11　最終補綴物装着時。唇面および頬側面をポーセレンでレイヤリングしたジルコニアブリッジは審美的で、辺縁歯肉の状態も良好である。

Morphology and Material Selection in Full Bone Anchored Bridge Cases

下田 徹

Class 2：Moderate bone loss のケース（図12〜21）

患者年齢および性別：53歳、男性　　　　　**主訴**：上顎右側ブリッジの動揺

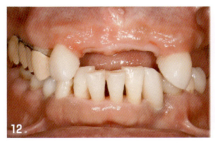
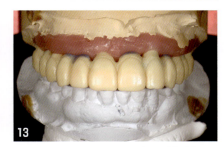

図12、13　初診時の口腔内所見および診断用ワックスアップ。切縁から歯槽頂までの距離は14mmでClass 2のModerate bone lossと診断し、歯根形態を有した修復物を計画した。

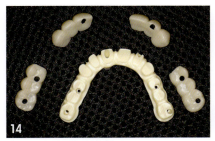
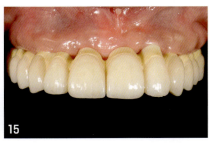
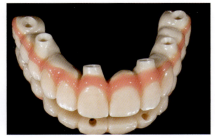

図14、15　上部構造の設計は、生体親和性のすぐれたジルコニアフレームを歯根形態に製作し、歯冠部は耐久性と修復のしやすさを考慮してe.maxをCAD/CAMにて連冠で製作し、ジルコニアフレームに接着する設計とした。

図16　ジルコニアフレームにピンクハイブリッドを築盛した中間構造体にe.max連冠をセメンティングさせたスクリュー固定の修復物。

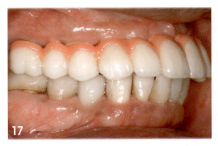
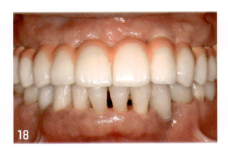
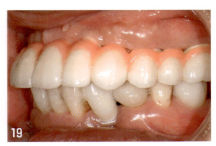

図17〜19　修正された最終補綴物が装着された口腔内所見。審美的理由からジルコニアフレームの歯根部にピンクハイブリッドレジンを築盛し、人工歯肉を付与した。患者がインプラントの場所がわかりやすいように粘膜貫通部の視認性を確保できるように配慮した。

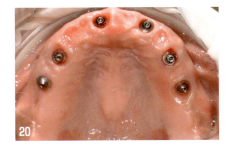
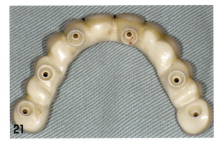

図20、21　メインテナンス時に上部構造を外したところ、基底面およびインプラント周囲の軟組織は良好であり、プラーク付着や食渣の滞留も見られなかった。粘膜に接する部位にハイポリッシュしたジルコニアを用いることは非常に有効と感じられた。

　軟組織に接するジルコニア表面は高度に研磨し、コンベックス形態とし、歯肉貫通部付近は歯間ブラシが通るスペースを与えた。メインテナンス時に上部構造を外したところ、基底面およびインプラント周囲の軟組織は良好であり、プラーク付着や食渣の滞留も観察されなかった。このように粘膜に接する部位にハイポリッシュしたジルコニアを用いることは非常に有効で、インプラント周囲炎の予防に大きく寄与するものと考える。

■ 会員発表

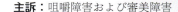

Class 3：Major bone loss のケース（図22～31）

患者年齢および性別：54歳、女性　　　　**主訴**：咀嚼障害および審美障害

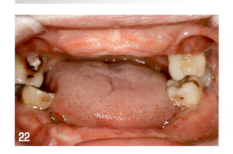
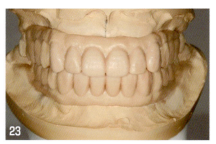

図22、23 重度歯周病患者のケース。咬合高径維持のため最後臼歯のみ残し、他はすべて抜歯し、診断用ワックスアップを行った。切縁から歯槽頂までの距離は16mmでClass 3のMajor bone lossと診断し、人工歯肉付きの修復物を計画した。

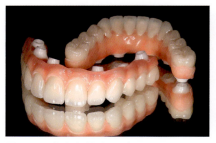
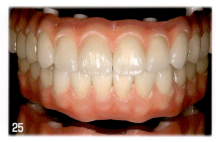
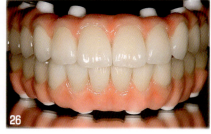

図24 最終上部構造はジルコニアフレームにピンクハイブリッドを築盛して人工歯肉とし、陶材焼付ジルコニアクラウンを単冠でセメンティングさせた。

図25、26 プラークや食物残渣の滞留が多量に認められたため、清掃性をよくするために基底面形態の改造を行った。さらに、基底面をコンケーブ状からコンベックス状に修正し、歯肉からの立ち上がりをガルウィング状に修正した。

Class 3：Major bone loss 症例

　患者は54歳女性。重度歯周病患者のため、抜歯をしてから診断用ワックスアップを行った。切縁から歯槽頂までの距離は16mmでClass 3と診断し、最終上部構造はジルコニアフレームにピンクハイブリッドを築盛し人工歯肉とし、陶材焼付ジルコニアクラウンを単冠でセメンティングした。メインテナンスに移行し上部構造を外したところ、プラークや食物残渣の滞留を多量に認め、ポンティック部だけでなくインプラント周囲歯肉の炎症も認められた。上部構造基底面の形態がコンケーブで顎堤を覆う形になっていたのでフロッシングでも基底面の汚れは取りきることができない状態を作りだしていた。十分なプラークコントロールができない上部構造ではインプラント周囲炎のリスクが4倍近くになるという報告[5]もあり、自らそのリスクを上げる結果となっていた。そこで、より清掃性をよくするために基底面形態の改造を行った。まず、患者自らがインプラントの場所を確認できるように歯肉貫通部付近を大きくえぐり、基底面をコンケーブからコンベックス状に修正し、歯肉からの立ち上がりをガルウィング状に修正した。メインテナンス時に外したところ、プラークの付着や食渣の滞留もなく軟組織の状態も改善した。

④耐久性、⑤修復性

　先の3症例では、咬合面のマテリアルとして、ジルコニア、e.max、ポーセレンの3種類のマテリアルを使用した。その中でポーセレンを用いたClass 3の症例で破折を認めた。e.maxはポーセレン焼き付けジルコニアクラウンPFZと比較して耐久性にすぐれているとする文献もあり[6]、PFZの破折後のリカバリーにはe.maxクラウンで再製し、修復後4年以上経過しているがその後の破折は起きていない。以上より、咬合面マテリアルはその耐久性を考慮するとジルコニアもしくはe.maxを選択すべきであると考えられた。

　ジルコニアは破折しにくいマテリアルである反面、その硬さゆえ咬合調整とその後の研磨が困難になるという

Morphology and Material Selection in Full Bone Anchored Bridge Cases

下田 徹

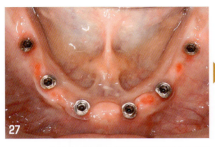
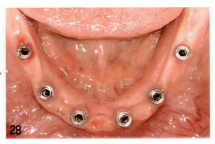
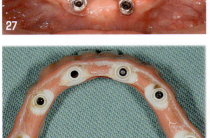
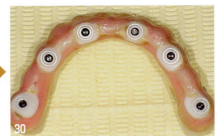
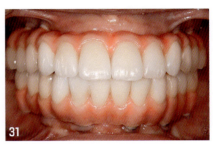

図27～30 メインテナンス時に上部構造を外したところ、プラークの付着や食渣の滞留もなく軟組織の状態も改善していることがわかる。

図31 修正された上部構造が装着された口腔内所見。インプラントの視認性が格段に向上し、治療終了後のメインテナンス期間でようやく清掃性の改善が得られた。

欠点がある。ジルコニアに唇側および頬側をポーセレンでレイヤリングすることにより審美的に仕上げることができるが、ポーセレンのチッピングのリスクとそのリペアの困難さが欠点として挙げられる。一方、e.maxの場合、ジルコニアと比較して咬合調整もリペアも容易である。しかし、ジルコニアフレームの製作の際、フルカントゥアのワックスアップからのカットバックデザインが複雑となり、特にClass 1症例では、ポンティック部のコネクター部が細く薄くなり、破折のリスクが増すため、ジルコニアフレームとe.maxクラウンの組み合わせはClass 1症例では、適応ではないと考えられる。e.maxとジルコニアフレームの組み合わせの欠点として、審美的理由からジルコニアフレームをピンクハイブリッドで被覆する必要があるが、その経時的劣化が問題となる。

 おわりに

フルボーンアンカードブリッジの形態とマテリアル選択基準をまとめる。Class 1症例ではフルカントゥアのジルコニアブリッジで、唇側および頬側にポーセレンをレイヤリングし、ポンティック部基底面はオベイトポンティックとする。

Class 2とClass 3症例では、ピンクハイブリッドを築盛したジルコニアフレームとe.maxクラウンの組み合わせを推奨する。基底面形態はインプラント部の視認性を確保し、コンベックス形状にし、ガルウィング状にする。咬合面マテリアルはClass 2とClass 3においては耐久性と審美性を考えてジルコニアを選択し、調節性と修復性を考慮すればe.maxを選択すべきである。

参考文献

1. 山﨑長郎, 日髙豊彦(監修). 歯科臨床のエキスパートを目指してⅢ. インプラントレストレーション. 東京：医歯薬出版, 2013：18.
2. Jung RE, Schneider D, Ganeles J, Wismeijer D, Zwahlen M, Hämmerle CH, Tahmaseb A. Computer technology applications in surgical implant dentistry: a systematic review. Int J Oral Maxillofac Implants 2009;24 Suppl:92-109.
3. Kohal RJ, Weng D, Bächle M, Strub JR. Loaded custom-made zirconia and titanium implants show similar osseointegration: an animal experiment. J Periodontol 2004;75(9):1262-1268.
4. Scarano A, Piattelli M, Caputi S, Favero GA, Piattelli A. Bacterial Adhesion on c.p. Titanium and Zirconium Oxide Discs: An In Vivo Human Study. J Periodontol 2004;75(2):276-280.
5. Serino G, Ström C. Peri-implantitis in partially edentulous patients: association with inadequate plaque control. Clin Oral Implants Res 2009;20(2):169-174.
6. Guess PC, Zavanelli RA, Silva NR, Bonfante EA, Coelho PG, Thompson VP. Monolithic CAD/CAM Lithium Dislocate Versus Veneered Y-TZP Crowns : comparison of failure modes and reliability after fatigue. Int J Prosthodont 2010;23(5):434-442.

会員発表

X線画像を用いた インプラント荷重時期の推測

月岡庸之　Tsuneyuki Tsukioka　（東京都開業）

1988年　日本大学松戸歯学部卒業
　　　　日本大学医学部附属板橋病院口腔外科入局
1997年　医療法人社団庸明会つきおか歯科医院開設
日本大学松戸歯学部臨床教授／放射線学講座兼任講師、日本口腔インプラント学会専門医、CID Club 理事、ITI Fellow、ITI Study Club PACKS Tokyo 代表、Zurich Club 代表幹事

はじめに

　インプラント治療は治療計画を立てるうえで、荷重時期の予測と決定が臨床的に重要な要因となる。そのため、正確な荷重プロトコルの理解とインプラント安定性の評価が重要となる。現在の荷重プロトコルは、医療エビデンスの判断基準として用いられる Cochrane レビューで Esposito らが報告したシステマティックレビューによっている（**図1**）[1]。

　荷重時期に影響を与える因子のなかでも、埋入時の初期固定の獲得は特に重要で、インプラント治療を成功に導くための条件に深く関与する[2〜4]。

　初期固定の評価としては数値的指標が望ましく、埋入トルクと動揺度検査が用いられることが多い。また骨質が初期固定に与える影響は大きく、インプラント術前の骨質の把握は重要な検査である[5〜7]。

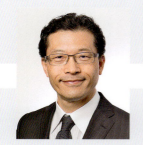

図1　荷重プロトコルの定義。（文献1より引用・改変）

X線検査による初期固定性の評価

　古くからX線を用いたインプラント術前検査は報告されてきた。形態によって骨質分類する検査としては、Lekholm と Zarb の分類がある[8]。

　しかし、この検査は無機質の部分評価に客観性が乏しく、正確には断層撮影もしくは CT にて顎骨の断面図を検査しなくてはならない。

　近年 CT によるインプラント術前検査が多く施行されるようになり、CT 値による骨質の評価も提唱されてきた[9〜11]。Misch らは CT 値を用いた骨質の分類を報告している[12]。この MDCT を用いた CT 値換算の骨質分類は、数値的評価であり客観性に富んでいる。しかし、一般的な歯科診療所において CBCT 装置の設置が普及し始めた現在、MDCT 装置による撮影機会が乏しく CT 値の検出ができないといった欠点がある。

　一方、デンタルなどの単純X線検査は歯科治療においては日常的であり、特にパノラマX線検査の年間撮影回数は日本で1,500万枚と報告されている[13]。さらにパノラマX線検査はインプラントの術前画像検査として推奨されており、撮影の機会は多い[14]。これを骨質判断に応用できればコスト的にも利便性にも有用である。

パノラマX線検査と骨質の関係

　1994年 Klemetti らは、骨粗鬆症の閉経後の女性におけるパノラマX線写真でのクラス分けを報告した[15, 16]。これを洗練化しオトガイ孔から下顎角の間の皮質骨の形態を分類した Mandibular Cortical Index（MCI）を使用し

X線画像を用いたインプラント荷重時期の推測　　月岡庸之

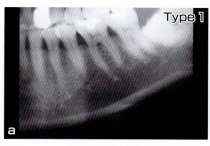
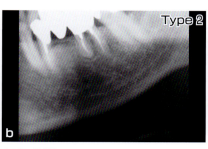
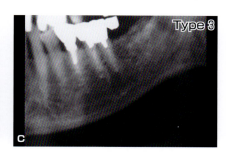

図2-a〜c　下顎下縁皮質骨形態を元にした MCI 分類。

表1　下顎下縁の状態とトルク3群との関係

	15Ncm 以下		15〜35Ncm 未満		35Ncm 以上		X^2	P
Variable	n	%	n	%	n	%	16.688	0.0002
骨粗鬆症が疑われない群	13	8.6	42	27.6	97	63.8		
骨粗鬆症が疑われる群	3	4.9	35	57.4	23	37.7		

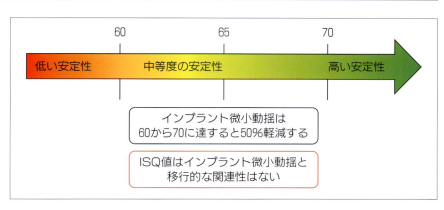

図3　インプラントの安定性。(http://www.osstell.com より引用・改変)

て、田口らがパノラマX線写真と骨粗鬆症との関連性を報告している[17]。MCI 分類は下顎下縁皮質骨の形態を基に、次の3群に分類されている。

Type 1　正常皮質骨：皮質骨の骨内縁が両側とも均等で明瞭な状態を呈しているもの（**図2-a**）
Type 2　軽度から中等度融解皮質骨：皮質骨の骨内縁が半月状欠損（ラクナ吸収）または骨内縁が崩壊様形態を呈しているもの（**図2-b**）
Type 3　高度融解皮質骨：下縁皮質骨のすべての領域で高度な骨内縁がほとんど認められないか明瞭な不連続性が認められるもの（**図2-c**）

　筆者らはこれを骨粗鬆症が疑われない群（Type 1）と骨粗鬆症が疑われる群（Type 2、3）に分け、埋入トルクとの関連性を調べ報告した[18]。その結果、パノラマX線写真の下顎骨下縁の形態の評価はインプラント埋入時の埋入トルク値と関連があり、インプラント埋入術前評価の一検査として有効であると示唆された（**表1**）。

 デンタルX線検査と初期固定の関係

　初期固定性を数字的評価する検査としては、インプラントの共鳴振動周波数（RF 値）を用いたインプラント安定指数（ISQ 値：Implant Stability Quotient）も挙げられる。現在の文献的評価としては、ISQ 値が60未満の場合は低い安定性、60〜70は中等度の安定性、70を超えると高い安定性とされる（**図3**）。

　筆者らはデンタルX線画像を用いた骨梁解析を行いISQ 値との関連性を調べた（2015 JSOI）。インプラント埋入部位の海綿骨梁を解析ソフト（Bone、IDEA GARDEN

会員発表

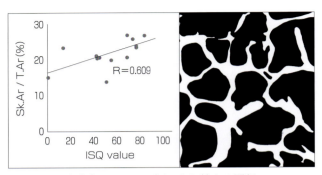

図4　骨梁密度(Sk.Ar/T.Ar)とISQ値との関係。

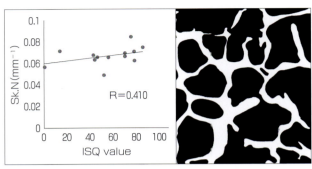

図5　骨梁数(Sk.N)/解析面積とISQ値との関係。

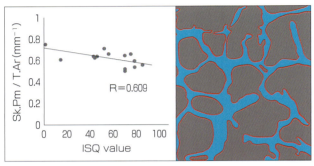

図6　骨梁周囲長／骨梁面積(Sk.Pm/T.Ar)とISQ値との関係。断裂を表すパラメータである。

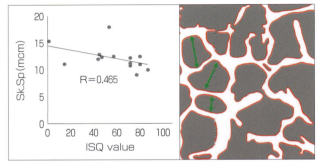

図7　骨梁間平均距離(Sk.Sp)とISQ値との関係。骨梁の粗密性を示す。

Co. Ltd., Tokyo)を用いSkeleton処理によって骨格として抽出し、二次元骨形態計測を行った。骨形態計測パラメータは①骨梁密度、②骨梁数、③骨梁周囲長／骨梁面積、④骨梁間平均距離の4つを算出し埋入トルクおよびISQ値との関連性を回帰分析した。

その結果、ISQ値とそれぞれのパラメータとは回帰直線に近似した(図4〜7)。トルク値とそれぞれのパラメータとは関係性を認めなかった(図8)。以上の結果より、ISQ値はデンタルX線検査での骨梁形態を反映する可能性があると示唆された。

まとめ：骨形態指標と荷重時期の推測

これらの骨形態指標を術前に把握すれば、ある程度初期固定の獲得は予想できる。さらに骨粗鬆症を判別できるMCIの分類は、続くオッセオインテグレーション能力についてのリスクも判断可能で、荷重時期の決定に反映することも可能であると思われる。

以上より荷重時期と各指標の関係を、インプラント形態別に予測して分類した。使用インプラントはシリンダータイプ、セルフタップタイプ、テーパードタイプの3種類とし、なおかつ表面構造は同一とする(表2)。

この表から示唆されるように、MCIに問題がなく骨梁形態が良好な場合は、高い安定性をもたらすセルフタップタイプやさらに高いトルクがかかるテーパードタイプのインプラントを使用し即時から早期荷重が可能だが、MCIに問題があり骨梁形態が脆弱な場合は、むしろ高いトルクがかからないシリンダータイプのインプラントを使用し荷重まで十分に時間をかけていく必要があると考えられた。

臨床例

ここでは上顎無歯顎症例に対する即時荷重の症例を呈示しながら、骨形態指標の診断タイミングの実際について述べる。

患者は66歳の男性で、咀嚼障害を主訴として来院した。患者との協議の結果、ボーンアンカードブリッジの治療となった(図9、10)。上顎臼歯部の骨量不足に対して両側上顎洞底挙上術(HA使用)を施行(図11)。その後CT

X線画像を用いたインプラント荷重時期の推測

月岡庸之

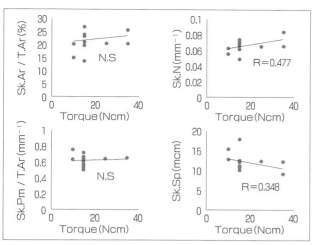

図8 トルク値とそれぞれの骨形態計測パラメータとの間には関連性を認めない。

表2 パノラマX線検査からの推測荷重

SS：シングルスレッド、ST：セルフタップ、STe：セルフタップテーパード

上顎洞底挙上術後にインプラントを埋入し、即時荷重を行った症例（図9〜21）

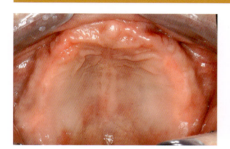

図9 初診時の口腔内写真。

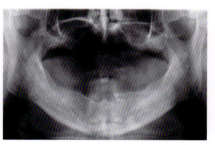

図10 同パノラマX線写真。

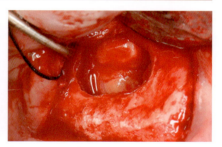

図11-a 右側上顎洞に対し、側方開窓術による上顎洞底挙上術で骨増生を行う。

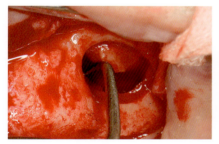

図11-b 左側上顎洞に対しても、同様の方法で骨増生を行う。写真は上顎洞粘膜を剥離し、穿孔部がないか確認している所を示す。

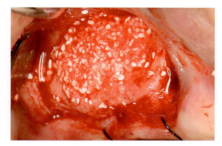

図11-c 挙上した上顎洞の空間に自家骨および人工骨（HA）を混合した代用骨を填入した。

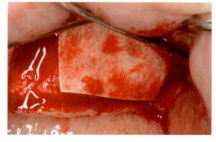

図11-d 開窓部にノンクロスリンクコラーゲン膜を遮蔽膜として設置した。

データを基に、インプラントの適正な選択と配置をシミュレーションを行い（図12）、7ヵ月後に 6 4 1 | 2 3 6 部へインプラントを埋入した（図13）。埋入インプラントは、直径4.1mm、長さ12mm、SLA表面のものを使用した。術前パノラマX線検査にてMICはType 1 と診断された（図14）。

埋入時すべてのインプラントは埋入トルクが35Ncm以上、ISQ値が70以上（平均76.7）を呈した（表3）。

以上より即時荷重が可能と判断し、同日テンポラリーブリッジを装着し荷重を開始した（図15）。

ISQ値の計測は、埋入後2週間隔で12週まで行った。すべてのISQ値が埋入後2週に最低値を示し、その後6

■会員発表

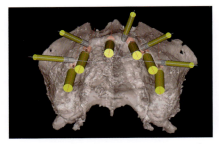

図12 CTデータをもとにしたインプラント埋入シミュレーション。

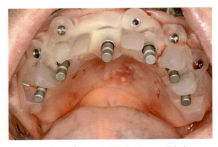

図13 インプラント埋入時の口腔内。

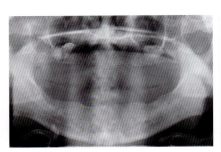

図14 上顎洞骨増生後のパノラマX線画像。MCIはType1と診断された。

表3 インプラント埋入時のトルクとISQ値

部位	インプラント直径(mm)	インプラント長さ(mm)	埋入トルク(Nm)	埋入時ISQ
6_|	4.1	12	35	80
4_|	4.1	12	35	80
1_|	4.1	12	35	73
|2	4.1	12	35	80
|3	4.1	12	35	80
|6	4.1	12	35	73

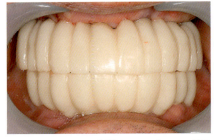

図15 あらかじめ製作していたテンポラリーを用いて即時荷重を開始した。

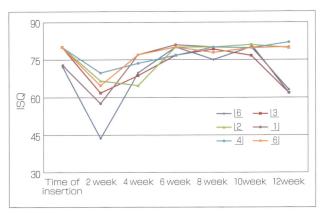

図16 ISQ値の経過。

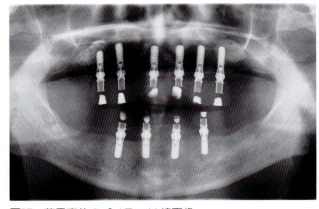

図17 荷重直後のパノラマX線画像。

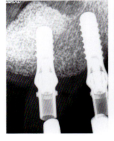
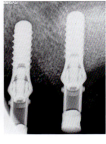
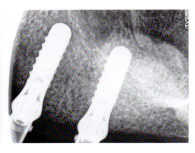

図18 荷重後8週のX線所見。インプラントと周囲骨の境界に問題は認めない。

週には回復し、ほぼ埋入時の数値に到達した（**図16**）。荷重後8週の口内法X線写真において、インプラント周囲およびネック部の骨吸収像は認められない（**図17、18**）。その後12週までにISQ値は安定し、臨床的に動揺・疼痛は認められなかったため、埋入後14週に最終印象を開始し最終補綴物を装着した（**図19**）。

その後、荷重開始後5年を経過するが、インプラント周囲骨も安定し臨床的に問題なく経過良好である（**図20、21**）。

X線画像を用いたインプラント荷重時期の推測　　月岡庸之

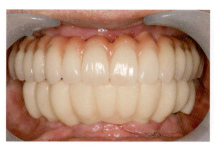
図19　最終補綴物装着時の口腔内。

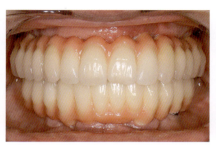
図20　最終補綴物装着後5年の口腔内。

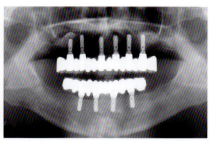
図21　同パノラマX線写真。インプラント周囲骨に問題は認められない。

参考文献

1. Esposito M, Grusovin MG, Willings M, Coulthard P, Worthington HV. Interventions for replacing missing teeth: different times for loading dental implants. Chichester: Wiley, 2007.
2. Pilliar RM, Lee JM, Maniatopoulos C. Observations on the effect of movement on bone ingrowth into porous-surfaced implants. Clin Orthop Relat Res 1986;(208):108-113.
3. Szmukler-Moncler S, Salama H, Reingewirtz Y, Dubruille JH. Timing of loading and effect of micromotion on bone-dental implant interface: review of experimental literature. J Biomed Mater Res 1998 Summer;43(2):192-203.
4. Aparicio C, Rangert B, Sennerby L. Immediate/early loading of dental implants: a report from the Sociedad Española de Implantes World Congress consensus meeting in Barcelona, Spain, 2002. Clin Implant Dent Relat Res 2003;5(1):57-60.
5. Friberg B, Jemt T, Lekholm U. Early failures in 4,641 consecutively placed Brånemark dental implants: a study from stage 1 surgery to the connection of completed prostheses. Int J Oral Maxillofac Implants 1991;6(2):142-146.
6. Jemt T. Implant treatment in elderly patients. Int J Prosthodont 1993;6(5):456-461.
7. Jemt T, Lekholm U. Implant treatment in edentulous maxilla: A five-year follow-up report on patients with different degrees of Jaw resorption. IntJOral Maxillofac Implants 1995;10:303-311.
8. Brånemark PI, Zarb GA, Albrektsson T. Tissue-integrated prostheses: Osseointegration in clinical dentistry. Chicago: Quintessence Publishing,1985.
9. Schwarz MS, Rothman SL, Rhodes ML, Chafetz N. Computed tomography: Part I. Preoperative assessment of the mandible for endosseous implant surgery. Int J Oral Maxillofac Implants 1987;2(3):137-141.
10. Schwarz MS, Rothman SL, Rhodes ML, Chafetz N. Computed tomography: Part II. Preoperative assessment of the maxilla for endosseous implant surgery. Int J Oral Maxillofac Implants 1987;2(3):143-148.
11. Song YD, Jun SH, Kwon JJ. Correlation between bone quality evaluated by cone-beam computerized tomography and implant primary stability. Int J Oral Maxillofac Implants 2009;24(1):59-64.
12. Misch CE. Contemporary Implant Dentistry. St Louis: Mosby, 1993; 469-485.
13. 島野達也，鈴木陽典，佐々木武仁．日本における歯科放射線検査件数の長期的動向．健康保険調査資料の分析．歯科放射線 2002; 42(1):9-21.
14. Taguchi A, Suei Y, Sanada M, Ohtsuka M, Nakamoto T, Sumida H, Ohama K, Tanimoto K. Validation of dental panoramic radiography measures for identifying postmenopausal women with spinal osteoporosis. AJR Am J Roentgenol 2004;183(6):1755-1760.
15. Klemetti E, Kolmakov S, Heiskanen P, Vainio P, Lassila V. Panoramic mandibular index and bone mineral densities in postmenopausal women. Oral Surg Oral Med Oral Pathol 1993;75(6):774-779.
16. Klemetti E, Kolmakov S, Kröger H. Pantomography in assessment of the osteoporosis risk group. Scand J Dent Res 1994;102(1):68-72.
17. Taguchi A. Triage screening for osteoporosis in dental clinics using panoramic radiographs. Oral Dis 2010;16(4):316-327.
18. Tsukioka T, Sasaki Y, Kaneda T, Buch K, Sakai O. Assessment of relationships between implant insertion torque and cortical shape of the mandible using panoramic radiography: preliminary study. Int J Oral Maxillofac Implants 2014;29(3):622-626.

会員発表

インプラントのガム付き補綴物における発音障害について

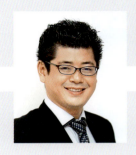

木村智憲　Tomonori Kimura　（埼玉県開業）

1999年　日本歯科大学歯学部東京校卒業
2014年　木村歯科医院 副院長
公益社団法人日本口腔インプラント学会 専門医
AII（Advanced Implant Institute of Japan）インストラクター
from NAGASAKI 理事

はじめに

　インプラント治療における上部構造の役割は、草創期には咬合の回復がおもな目的であった。「ガム付き補綴物」は、そのようなインプラント草創期に使用されていた。その後、1990年代以降の上部構造は GBR やブロック骨移植、軟組織移植などを行い、より天然歯に近い審美的な形態で提供されるようになった。しかしながら現在、高度な顎骨吸収をともなう無歯顎症例に対する早期機能回復を行う方法の1つとして、ガム付き補綴物が見直されてきている。

　無歯顎患者に対するインプラント治療の補綴オプションの1つであるガム付き補綴物は、顎堤の吸収度に応じた山﨑らの分類で考えると、吸収度の大きい「Class Ⅲ Div ii の substructure × individual crown」に該当する[1]。

　このガム付き補綴物に求められる機能とは、咬合・審美・清掃性・舌感・発音などさまざまである。このうち咬合・審美・清掃性などに関しては多くの議論がなされているが、発音機能に関する報告はきわめて少ない。

　そのため本稿では、発音障害を訴える患者に対して、発音機能に関する評価の方法およびその修正法を考察・実施し、良好な結果を得たので報告する。

発音機能に関する評価

発音障害とは？

　発音障害とは、肺や気管支などを含めた口腔諸器官により音を作る過程の障害である。そして、口腔周囲の構音器官（歯、歯槽突起、口唇、舌、硬・軟口蓋、鼻咽腔など）により作られる音は「構音」という[2]。したがって、ガム付き補綴物により起きる障害は、正確には発音障害ではなく「構音障害」と呼ばれるものである。構音障害は、器質的構音障害・機能的構音障害・運動的構音障害・口蓋裂言語の4種類に分けられる。ガム付き補綴物は、こ

表1　構音障害に関してある程度検討している論文

著者	検討数（人）	発音障害の発生率 早期（％）	発音障害の発生率 安定期（％）	検討詳細
Sannino G、Bollero P ら（2015）	51		0.5	補綴後2年
Heydecke G、McFarland DH ら（2004）	30	固定式インプラント補綴のほうがより発生する		固定式と可撤式
Collaert B、Van Dessel J ら（2015）	10	70	20	プロビジョナル装着後と形態修正後
Sandberg G、Stenberg T ら（2000）	135	32.8	18.6	埋入後と7～10年後
Jacobs R、Manders E ら（2001）	113		84	複数の音
Van Lierde KM、Browaeys H ら（2012）	15		87	複数の子音
Manders E、Jacobs R ら（2003）	164	インプラント補綴のほうがより発生する		天然歯とインプラント補綴

表2　日本語構音の分類表

			両唇音	歯音	歯茎音	硬口蓋音	軟口蓋音	声門音
子音	破裂音	無声音	パ行		タ・テ・ト		カ行	
		有声音	バ行		ダ・デ・ド		ガ行	
	通鼻音	無声音						
		有声音	マ行		ナ行			
	摩擦音	無声音	フ	サ・ス・セ・ソ	シ	ヒ		ハ・ヘ・ホ
		有声音	ワ	ザ・ズ・ゼ・ゾ	ジ	ヤ・ユ・ヨ		
	破擦音	無声音		ツ	チ			
		有声音		ヅ	ヂ			
	弾音	無声音						
		有声音			ラ行			
母音	小開き母音					イ・ウ		
	半開き母音					エ・オ		
	大開き母音					ア		

100

インプラントのガム付き補綴物における発音障害について

木村智憲

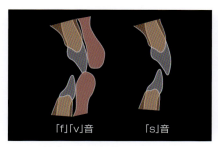

図1　前歯と口唇の位置関係。図のように上顎前歯と下口唇で、英語の「f」「v」音。上下の前歯で「s」音が構音される。

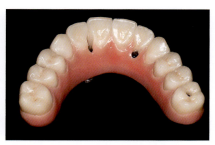

図2　舌の運動領域・空間閉鎖能力。舌房のコントロールや口蓋からの立ち上がり形態などにより構音が左右される。

表3　構音障害に関する検査法

問診：既往歴、現病歴など
一般的検査：語音明瞭度検査、構音検査、描画・書字機能
構音器官検査：歯、義歯、舌、口唇、鼻咽腔
理学的生理検査：X線的方法(セファログラム・X線ビデオ)、鼻咽腔内視鏡、呼気流量検査、筋電図、ナゾメーター

の4種類の中で口腔内の構音器官の形態学的障害である、機能的構音障害に分類される[3]。

構音障害の発生率

筆者は今まで無歯顎患者に対してガム付き補綴物で治療した数百症例を経験してきたが、下顎の症例や上顎補綴物のガム部分のボリュームが小さい症例においては、構音障害はほぼ起きていない[4]。上顎補綴物のガム部分のボリュームが大きい症例においてのみ、経験上わずかに1～2％の確率で構音障害が起きることがある。

また、インプラント／発音／構音／障害／無歯顎という各種キーワードにてpubmed検索した結果、54論文が抽出された。この中で固定式の無歯顎症例かつ発音に関してある程度の検討がされている文献は7本であった(**表1**)。Sanninoら[5]は、補綴終了後2年の時点で99.5％の患者が発音機能に関して満足していると述べている。Collaertら[6]や、Sandbergら[7]は、補綴物が安定した後でも約20％に会話や発音に問題があると結論付けた。またJacobsら[8]やVan Lierdeら[9]は、80％以上の患者に対して発音困難や子音の歪みが起きると述べている。以上より、構音障害はある程度は起きること、さらに構音障害が起きた際の調整法に関しては文献が見当たらないことがわかった[10, 11]。

構音障害が発生する原因

構音障害をともなうガム付き補綴物に影響を与える因子は以下の2つである：
①前歯と口唇の位置関係
②舌の運動領域・空間閉鎖能力
　①については、サ行、マ行や、パ行などがこれに該当する。これは日本語構音の分類表からも明らかである(**表2**)。構音障害が起きた際には、適切な咬合高径、リップサポート、歯牙形態を付与する必要がある(**図1**)[12]。②については、舌房のコントロール、舌と口蓋や歯との接触関係、舌の運動領域に対する考察が必要である。この②に関する評価、調整法が確立されておらず、対応に苦慮する(**図2**)。

構音障害の診査プロトコール

構音障害に関する検査は各種あるが、筆者はその中でも以下の手順で診査・診断している(**表3**)。
①語音明瞭度検査：構音障害が起きやすい代表音9音を組み合わせて3連音とし、患者に読み上げてもらう。これを録音し、複数人で評価する検査法(**表4**)[13]。
②標的音の抽出：語音明瞭度検査により、誤聴音・歪音を抽出し、標的音を決定する。
③標的音に対する上部構造の修正：標的音を参考にして、排列の修正、リップサポートの修正などを行い、構音障害の修正を行う。明確な修正の基準はないため、筆者はModified Palatogram Analysisを実施している。

Modified Palatogram Analysisとは？

総義歯において行われているPalatogram Analysis[14, 15](**図3**)に注目し、これをインプラントのガム付き補綴物における構音障害修正のための指標にできないかと考え応用したのが、Modified Palatogram Analysis (MPA)である[16]。この方法は、まず対象となる患者の上顎模型を製作し、バキュームフォーマーなどを用いてスプリントを製作する(**図4、5**)。スプリントの口蓋部、口蓋側歯槽突起部、歯牙部にワセリンを薄く均一に塗布する(**図6**)。

会員発表

表4 語音明瞭度検査

タ・ヒ・キ	カ・ナ・タ	タ・カ・シ
ラ・シ・ナ	ヤ・サ・ラ	ヒ・ラ・ナ
ヒ・ヤ・タ	ヒ・キ・ヤ	サ・ミ・キ
サ・キ・ミ	ナ・カ・キ	キ・シ・ラ
ナ・カ・ヤ	シ・ミ・ヤ	カ・ヤ・サ
キ・ナ・サ	ラ・サ・ナ	シ・ナ・タ
ヤ・ヒ・カ	タ・ヤ・ヒ	ラ・カ・ヒ
タ・シ・ヤ	キ・ラ・シ	ナ・ラ・サ
カ・ラ・タ	サ・ミ・ヒ	ヤ・キ・シ
シ・サ・ラ	ナ・キ・カ	サ・タ・カ

構音障害が起きやすい代表音9音をさまざまに組み合わせて3連音とし、患者に読み上げてもらい検査する。検査表の×が誤聴音。△が歪音。

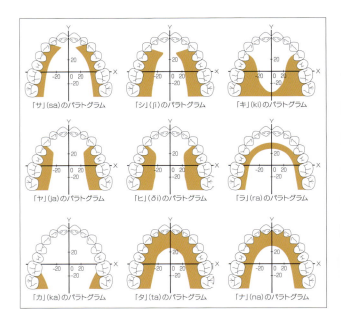

図3 総義歯において行われる「Palatogram Analysis」。構音障害が起きやすい代表9音のPalatogramの標準形態。（文献15より引用・改変）

Modified Palatogram Analysis の検査手順

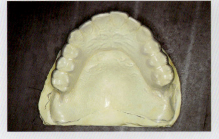

図4 上顎の模型を使用し、バキュームフォーマーなどにより写真のようなスプリントを製作する。

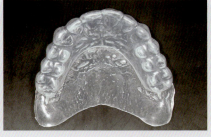

図5 スプリントは、口蓋側全面と唇側歯牙部分を覆うように製作する。

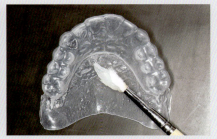

図6 スプリントの口蓋部、口蓋側歯槽突起部、歯牙部にワセリンを薄く均一に塗布する。

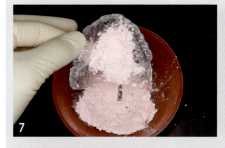

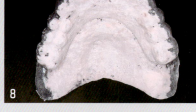

図7 アルジネートの粉末をワセリン塗布部に付着させる。

図8 完成した検査用スプリント。

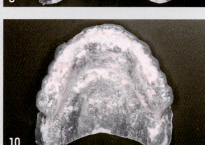

図9 スプリントを患者の口腔内に装着し、標的音を1回だけ構音してもらう。

図10 得られたPalatogramを標的音のPalatogramの標準形態と比較・検討し調整する。

インプラントのガム付き補綴物における発音障害について

木村智憲

構音障害と咀嚼障害を主訴に来院した症例（図11〜31）

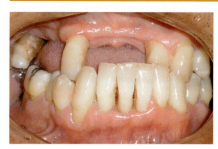
図11 60歳男性、構音障害と咀嚼障害を主訴に来院した。初診時の口腔内写真。

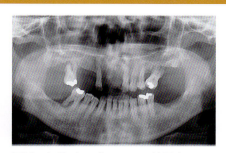
図12 初診時のパノラマX線写真。

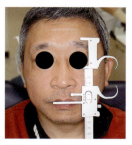
図13 各種診査項目の中でも咬合高径と構音にはある程度の関係性があり、Willis methodや診断用模型などを参考にして咬合高径を決定する。

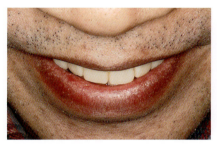
図14 構音には、歯と口唇の関係性も重要なので、「Facial Analysis」の写真も各種類用意する。

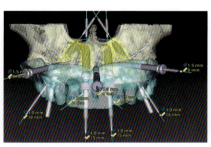
図15 NobelClinician®でシミュレーションし、ガイデッドサージェリーにて上顎の抜歯即時埋入即時荷重を行った。

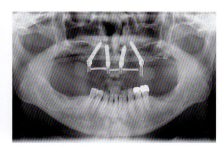
図16 即時荷重後のパノラマX線写真。

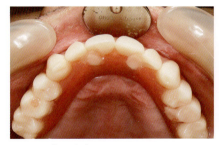
図17 プロビジョナルレストレーションの口腔内咬合面観。

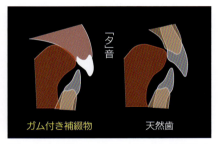
図18 構音検査の結果、「夕」音が標的音であった。「夕」音は、上顎歯基底結節と口蓋側歯槽突起部に舌が接触することにより構音される。

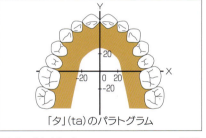
図19 「夕」(ta)のPalatogramの標準形態。図の茶色部分に舌が接触すると、適正である。

さらにアルジネートの粉末を同部に塗布し、検査用スプリントの完成とする（図7、8）。このスプリントを口腔内に装着し（図9）、1回だけ標的音を発音してもらい、得られたPalatogramを標的音のPalatogramの標準形態と比較、検討をし、調整を行う（図10）。

症例供覧

患者は60歳男性。構音障害と咀嚼障害を主訴に来院。各種検査、初期治療後に、上顎すべての歯と6|は保存不可能と診断した。通法どおり咬合採得、排列試適後にラジオグラフィックガイドを製作したうえでCT撮影、3Dシミュレーションを行った。ガイデッドサージェリーにて上顎の抜歯後即時埋入、即時荷重を行った（図11〜16）[17〜19]。

その後1ヵ月程度、咬合の安定化などをプロビジョナルレストレーション（以下、プロビジョナル）にて調整（図17）、観察後、主訴の1つである構音障害の検査を行っ

■ 会員発表

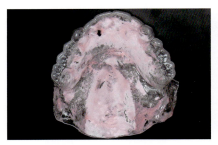

図20 プロビジョナルレストレーションにて得られた、「タ」のPalatogram。

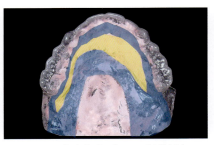

図21 図の青色部分だけに舌が接触していた。黄色部分は本来、舌が接触する部分。

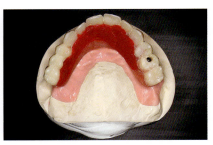

図22 黄色の部分を参考に「足す方法」として、ユーティリティーワックスを装着して確認する。

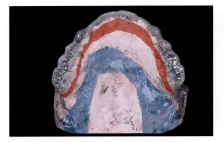

図23 「引く方法」として、赤色部分を参考にしてプロビジョナルの削合を行った。

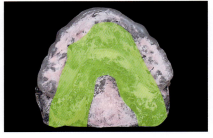

図24 削合した結果得られた、患者評価およびPalatogramは良好であった。

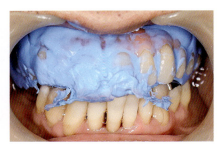

図25 最初のプロビジョナルを参考にして、2ndプロビジョナルの製作をする。

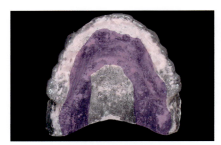

図26 2ndプロビジョナルにて、再評価のためのModified Palatogram Analysisを行った所、良好な結果であった。

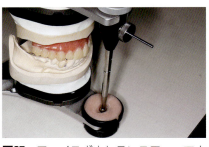

図27 フェイスボウトランスファーマウント、カスタムインサイザルテーブルにて最終補綴装置を製作する。

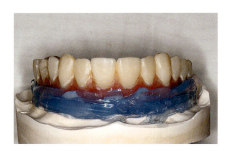

図28 粘膜面の形態もトランスファーする。

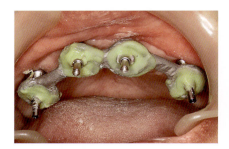

図29 CAD/CAMフレーム製作のために、確認用ジグを採得する。

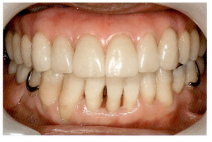

図30 チタンCAD/CAMフレームによる最終補綴装置が装着された口腔内写真。

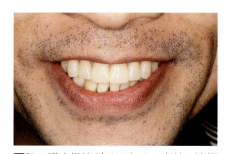

図31 構音機能だけでなく、審美、清掃性、その他も満足のいく結果となった。

た。その結果、「タ」音が標的音として抽出された。「タ」のPalatogramの標準形態は、逆U字型の茶色部分に舌が接触するのが適正な形態である（図18、19）。しかし

本症例では、黄色部分に舌が接触していなかった（図20、21）。そこで、まずは「足す方法」としてユーティリティワックスを、黄色部分を参考に装着し、患者に使用して

インプラントのガム付き補綴物における発音障害について

木村智憲

もらった(図22)。良好な結果が得られなかったため、次に「引く方法」として、赤色部分を中心として削合して舌房の確保を行った(図23)。削合後のプロビジョナルにてMPAを行うと、良好な結果が得られた(図24)。

この調整したプロビジョナルを参考にして再排列を行い、2ndプロビジョナルを製作した(図25)。ここで再評価としてMPAを行い、良好な結果が得られた(図26)。

また発音以外の機能である、咬合、審美、舌感、清掃性などの最終確認を行い、最終補綴装置の製作を行う。フェイスボウトランスファーを行い、カスタムインサイザルテーブルを製作、粘膜面の形態を採得する(図27、28)。CAD/CAMフレーム製作のための確認用ジグにてインプラントの位置関係を記録し、チタンCAD/CAMフレームによる最終補綴装置を製作した(図29〜31)。

おわりに

高度骨吸収をともなう無歯顎症例において、ガム付き補綴物を用いたインプラント治療は、より早期に機能および審美性の回復を実現できることから、患者満足度の高い治療法の1つといえる。しかしながら、このようなインプラント治療を成功に導くためには、術前の診査・診断、外科手技はもちろんのこと、補綴様式を十分理解したうえで咬合やメインテナンス性、そして舌感や発音障害に至るまで、適切に対処をしていくことが必要不可欠である。

今回、Modified Palatogram Analysisを用いた方法は、発音障害が起きた時の調整方法の指標の1つとして有用であると思われた。

参考文献

1. 山﨑長郎. Quintessence Dental Implantology 別冊インプラント長期症例成功失敗の分岐点 ─QJ10年の軌跡─. 複雑なインプラント治療における連携治療 上顎無歯顎への最適な補綴を目指して. 東京：クインテッセンス出版, 2012:106-117.
2. 豊田哲郎ら. 歯科医が知っておきたい言語聴覚の基礎知識 発生発語系について. デンタルダイヤモンド 2003;28(2):62.
3. 大阪大学歯学部附属病院 顎口腔機能治療部：在宅版. 咀嚼嚥下機能・構音機能障害評価・指導マニュアル. 3-19.
4. 鈴木勝人. 母音発音時の舌と下顎歯列弓の関係. 奥羽大学歯学誌 2003;30(2):127-140.
5. Sannino G, Bollero P, Barlattani A, Gherlone E. A Retrospective 2-Year Clinical Study of Immediate Prosthetic Rehabilitation of Edentulous Jaws with Four Implants and Prefabricated Bars. J Prosthodont 2015;30.
6. Collaert B, Van Dessel J, Konings M, Nackaerts O, Zink I, Slagmolen P, Jacobs R. On Speech Problems with Fixed Restorations on Implants in the Edentulous Maxilla:Introduction of a Novel Management Concept. Clin ImplantDent Relat Res 2015;17(Suppl 2):e745-750.
7. Sandberg G, Stenberg T, Wikblad K. Ten years of patients' experiences with fixed implant-supported prostheses. J Dent Hyg 2000;74(3):210-218.
8. Jacobs R, Manders E, Van Looy C, Lembrechts D, Naert I, van Steenberghe D. Evaluation of speech in patients rehabilitated with various oral implant-supported prostheses. Clin Oral Implants Res 2001;12(2):167-173.
9. Van Lierde KM, Browaeys H, Corthals P, Matthys C, Mussche P, Van Kerckhove E, De Bruyn H. Impact of fixed implant prosthetics using the 'all-on-four' treatment concept on speech intelligibility, articulation and oromyofunctional behaviour. Int J Oral Maxillofac Surg 2012;41(12):1550-1557.
10. Heydecke G, McFarland DH, Feine JS, Lund JP. Speech with maxillary implant prostheses: ratings of articulation. J Dent Res 2004;83(3):236-240.
11. Manders E, Jacobs R, Nackaerts O, Van Looy C, Lembrechts D. The influence of oral implant-supported prostheses on articulation and myofunction. Acta Otorhinolaryngol Belg 2003;57(1):73-77.
12. 豊田雅信. 義歯床形態の違いが発音に及ぼす影響. 九州歯科学会雑誌 1987;41(1):163-177.
13. 新井元, 積田正和ら. 油性フェルトペンを用いて明瞭化されたパラトグラム発音検査法. 昭和歯科学誌 2004;24(4):381-386.
14. 北村徹. パラトグラムを利用して義歯の発音障害を改善した症例. 臨床歯科 1992;18:65-76.
15. 木村智憲, 下尾嘉昭. All-on-4 Concept 第13回：All-on-4の偶発症について. インプラントジャーナル 2012;13(3)4-5.
16. Yamagata K, Tsumita M, Taniguchi H, Ogawa Y. Palatography including lingual and occlusal surface of teeth. Showa Shigakkai Zasshi 1988;8(1):47-56.
17. 山﨑長郎. The Japanese journal of esthetic dentistry 2015/2016. 東京：クインテッセンス出版 2015, 10-11.
18. Ortman HR, Tsao DH. Relationship of the incisive papilla to the maxillary central incisors. J Prosther Dent 1979;42(5):492-496.
19. Turbyfill WF. Regaining pleasure and success with complete denture services. Int J Prosthodont 1989;2(5):474-482.

ペリオとインプラントのための審美形成外科臨床テクニックの決定版！

エビデンスに基づいた
ペリオドンタル プラスティックサージェリー

EVIDENCE-BASED PERIODONTAL PLASTIC SURGERY

イラストで見る 拡大視野での臨床テクニック

監著
中田光太郎／木林博之

著者
**岡田素平太／奥野幾久／小田師巳／
尾野 誠／園山 亘／都築優治／山羽 徹**

ペリオドンタルプラスティックサージェリーの最大の目的、それは「審美性の回復・改善」、そしてその「予知性の獲得・確保」である。それらの臨床的エビデンスを最新文献で示しつつ、通常よりも難易度の高い拡大視野下で行う手術を、誰でもルーチンで行えるように、300以上のわかりやすいイラストで解説。ペリオドンタルプラスティックサージェリーの決定版となる一冊。

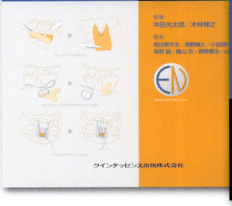
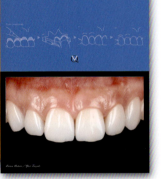
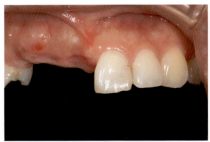
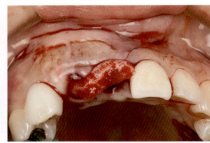
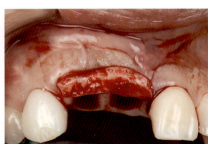
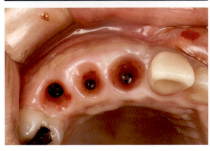
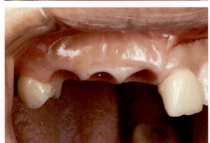
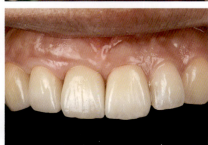

QUINTESSENCE PUBLISHING 日本 ●サイズ：A4判 ●288ページ ●定価 本体18,000円（税別）

クインテッセンス出版株式会社
〒113-0033 東京都文京区本郷3丁目2番6号 クイントハウスビル
TEL. 03-5842-2272（営業） FAX. 03-5800-7592 http://www.quint-j.co.jp/ e-mail mb@quint-j.co.jp

正会員コンテスト

三木通英　MICHIHIDE MIKI
藍　浩之　HIROYUKI AI
猪子光晴　MITSUHARU INOKO
大谷　昌　MASASHI OTANI

正会員コンテスト

三次元的な骨造成における GBR 法の実際
― GBR 骨の経年的な変化に関する組織学的考察を中心に―

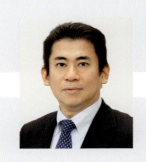

三木通英　Michihide Miki　（兵庫県開業）

1995年　大阪歯科大学卒業
　　　　京都大学医学部歯科口腔外科教室入局
2005年　SAKULA DENTAL CLINIC KOBE 開設
日本口腔外科学会会員、日本口腔インプラント学会会員、AO会員、EAO会員

 はじめに

現代のインプラント治療は、審美性、機能性および清掃性に配慮したうえで、天然歯と近似した上部構造を製作することが求められている。また、本稿のテーマである三次元的骨造成法の有用性は多くの基礎的、臨床的研究から実証されている。

しかし、この術式は難易度の高い手技であることに加えて、造成された骨が経年的に維持されるのか、また移植材料が本当に骨に置換されるのかなどコンセンサスの得られていない部分もある。

そこで、本稿ではこれらの疑問に関して臨床的に長期予後のみならず、組織学的な評価を提示したいと考える。このような報告をするに至った背景には、臨床的評価方法としてCT画像やX線画像の解析しかなく、その結果、評価にばらつきが見られたり、生体内で起こっている細胞活動が把握できなかったりするためである。

今回、GBR骨の経年的な変化を探ることを目的として、患者から採取した組織サンプルの光学顕微鏡所見および各種分析結果を提示する。具体的には①自家骨移植（自家骨を支柱とし、その周囲に顆粒状移植骨を補填し長期残留型コラーゲン膜で覆う）の5年経過骨と、②チタンメッシュを用いたGBR施術後の経過骨を1年以内、5年、9～10年と3群に分類したものを対象とした。また、本稿で供覧する症例に関しては、患者と同意書を交わしたうえで外部倫理審査委員会がその正当性を認めたものだけを選定した。

 方法および材料

12名の患者（女性9名、男性3名、平均年齢68.2歳）が今回の調査に協力した。すべての患者は全身的に健康で、GBR施術後の裂開はなく治癒経過は良好であった。GBR法として下記に示す2種類の経過骨を採取した。採取部位はインプラント埋入位置、固定スクリューを基準に測定し、トレフィンバーを用いて採取したものに骨形態計測（それぞれの平均値を算出）を行った（詳細については割愛）。

①Modified Block Bone Graft（以下 M.B.B.G）
　自家骨＋骨補填材料（FDBA：Bio-Oss ＝ 1：1）＋長期残留型コラーゲン膜
②チタンメッシュ＋骨補填材料（FDBA：Bio-Oss ＝ 1：1）＋長期残留型コラーゲン膜

M.B.B.G（Bio-Ossを自家骨周囲に補填することにより自家骨の吸収を抑え、感染、露出、裂開に対して優位性を示す長期残留型コラーゲン膜を使用[1,2]）においては同一患者、同一部位より5年経過骨を採取（**図1、2**）。切片1は自家骨およびその周囲骨を一塊として採取し、切片2では顆粒移植骨部を採取し双方の骨形態計測および分光分析を行った（**図3、4**）。

チタンメッシュによるGBR骨では短期（半年～1年）、中期（5年）、長期（9～10年）と3群に分類し、同様に組織像から骨形態計測を行い骨補填材料（Bio-Oss、FDBA）の置換率を求めた（一元配置分散分析）。

三次元的な骨造成における GBR 法の実際
― GBR 骨の経年的な変化に関する組織学的考察を中心に ―

三木通英

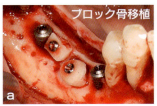 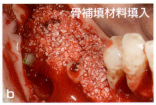 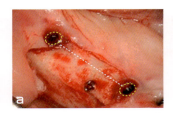 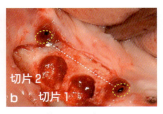

図1-a、b Modified Block Bone Graft：骨補填材料を自家骨周囲に補填することにより、自家骨の吸収を抑え、感染、露出、裂開に対して優位性を示す長期残留型コラーゲン膜を使用。

図2-a、b 術後5年、インプラント埋入位置と固定スクリューからの位置を計測して骨採取を行った。切片1は自家骨およびその周囲骨を一塊として、切片2は顆粒移植骨部を採取。

自家移植骨部と顆粒移植骨部の5年経過骨

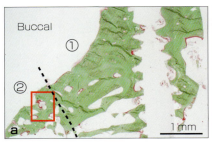 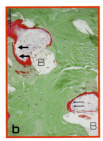 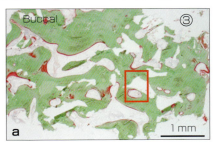 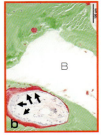

図3-a、b 自家移植骨と顆粒移植骨との境界部は不明瞭（点線）。強拡大で観察すると、自家移植骨に隣接する顆粒移植骨部に層板構造が見られ、Bio-Oss 周囲に骨形成中の類骨が認められた。

図4-a、b Bio-Oss は新生骨で覆われており、その周囲には矢印のような骨芽細胞も認められ、旺盛な骨のリモデリングが窺える。

表1 骨形態計測

	Osteoid (%)	Osteoblast surface (%)	Osteoclast (N/mm)	Bio-Oss/BV (%)	FDBA/BV (%)
①自家移植骨部	0.77	4.966	0.251	0	0
②自家移植骨周辺顆粒骨部	2.58	3.449	0.3	15.943	0
③顆粒移植骨部	2.469	8.992	0.936	13.274	1.39

 結果

M.B.B.G における自家移植骨部位およびその周囲骨を含む部位を一塊とした5年経過骨（切片1）の病理組織像では、自家骨とその周囲骨との境界が不明瞭で、採取した領域が一体化していることが観察された（図3）。また骨形態計測による自家移植骨部と顆粒移植骨部との比較では、骨芽細胞数、破骨細胞数共に顆粒移植骨部のほうが多く存在し、活発な骨形成が窺えた（図3、4、表1）。さらに分光分析にて組織の石灰化度、アパタイト結晶の成熟度（リン酸ピーク値）を調べた結果、病理組織像（ゴールドナー染色）では不明瞭だった自家移植骨部と周囲顆粒移植骨部の境界が確認できた（図5）。しかし石灰化度、リン酸ピーク値においては近似した値となり、同一患者の同一部位における5年経過の自家移植骨、顆粒移植骨はよく似た骨の成分であることが判明した（表2）。

また、チタンメッシュによる GBR 骨の組織標本においては、1年以内の新生骨形成は骨膜側からではなく既存骨側から起こり、Bio-Oss の置換率がこの1年以内においても、5.5ヵ月（65.3％）、8ヵ月（54.1％）、10.5ヵ月（39.4％）と経過ごとに高まり、骨形成活動が活発に行われていることが確認できた（図6〜8、表3）。5年経過骨からは骨膜側の表層部付近では Bio-Oss と新生骨とが架橋する膜性骨化が進み、フレームとなる表層皮質が形成されることが観察された。9〜10年の経過骨においては、表層皮質内の Bio-Oss はカプセル化され全周を骨に取り囲まれながら統合し、厚みを増した表層皮質を形成することが観察された。海綿骨部では5年経過骨と比べ

■ 正会員コンテスト

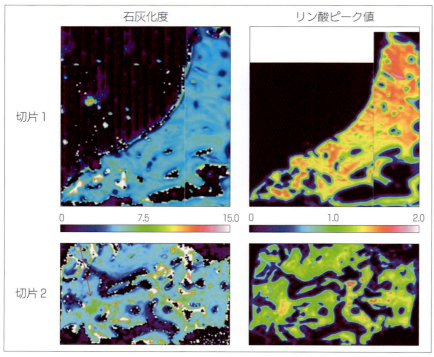

石灰化度	炭酸／リン酸
4.98	0.0089
5.4	0.009
5.48	0.0086
4.95	0.0088
4.53	0.0084
4.91	0.0086

表2-a 切片1の石灰化度、リン酸ピーク値

石灰化度	炭酸／リン酸
6.96	0.0084
7.08	0.0086
5.12	0.0095
4.79	0.0084
5.73	0.0092
4.84	0.0088
4.49	0.0087

表2-b 切片2の石灰化度、リン酸ピーク値

図5 骨質評価指標。さらに骨の成分を調べる目的で、FT-IR分光分析にて組織の石灰化度、アパタイト結晶の成熟度がわかるリン酸ピーク値を測定した。単に組織標本の観察では不明瞭だった自家骨とBio-Oss骨の境界が判明した。しかし組織標本同様、自家骨部とBio-Oss骨部では石灰化度およびリン酸ピーク値で近似した値となり、両者は近似した骨成分であることが推察される。

てBio-Ossの観察できる量が減少し、骨への置換率が大幅に増加しているのが観察された（**図9、10、表4**）。

GBR後10年経過の下顎骨の組織像からは、骨のリモデリングを窺える所見はあまり認められず（**図11**）、Bio-Ossの骨への置換率は上顎骨よりも高い数値（約2倍）を示した（**表5**）。FDBAはBio-Ossと比べてかなり早期に吸収され、Bio-Ossは長期にわたり吸収・置換されることが観察された（**図12、13**）。

 考察

Bio-Ossを用いたGBRの有用性は多くの文献、臨床報告から実証済みである。しかしGBR骨の経時的な細胞活動を把握するのにCT画像、X線だけでは釈然としない感がある。しかもその大半は動物研究によるもので、ヒトによる文献では抜歯窩保護術[3]、上顎洞における内方性の骨造成の報告[4〜6]は存在するが、ヒトによる外方性GBRの報告は非常に少ない。Sartori[5]らはヒトの上顎洞におけるBio-Ossの置換率が10年で86.7%と報告している。今回の報告では、9年で80.8%、10年で96.0%とn数は少ないが整合性のとれた結果を得た（**図12**）。今まで外側性GBRの骨形成過程は、Bio-Ossを足場とし、その間隙をくぐり抜けるように骨のネットワークを広げていくとも考えられていた。なぜならBio-Ossは「置換せず残留する」、「骨に置換するのに何十年も要する」などさまざまな意見が存在したからだ。しかし置換が遅いと言われていたBio-Ossだが、本稿組織像より1年以内でも明らかにに置換率が増加し、5年経過すれば膜性骨化が進み、Bio-Ossと新生骨との架橋構造を形成し、フレームとなる表層皮質が形成されることが確認された。骨組織の安定に重要なのは、免疫機能を持たない補填材料が新生骨に包み込まれること。つまり感染のリスクのない表層皮質が形成さえすれば、ヒト本来の骨組織同様に安定した組織と考えられる。実際、症例1（**図14**）のように上部構造修正後、その下部組織は変化することなく安定している。

10年経過骨においては、Bio-Ossは表層皮質骨内で全周を骨に取り囲まれながら統合し、さらに厚みを増して

三次元的な骨造成における GBR 法の実際
― GBR 骨の経年的な変化に関する組織学的考察を中心に ―

三木通英

GBR 後5.5ヵ月の経過骨

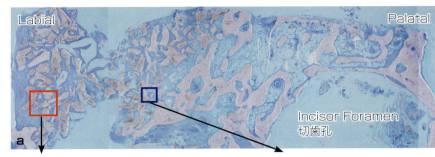

図6-a～c　この段階での造成骨は、いまだ成熟しておらず、シャーベット状を呈する。グレーに見える部分がBio-Ossの顆粒。この時期における既存骨と造成部の境界は明確である、骨膜側ではBio-Oss顆粒に独立感があるが(b)、既存骨との境界部ではFDBAの周りに多核巨細胞(破骨細胞)が認められ、早期に骨細胞に覆われる。一方、反対側は、新生骨、あるいは類骨が隣接しており骨芽細胞が観察される(c)。(B：Bio-Oss、F：FDBA、O：類骨、NB：新生骨　緑矢印：Osteoclast cells、黄矢印：Osteoblast cells)

GBR 後1年以内（8ヵ月、10.5ヵ月）の経過骨

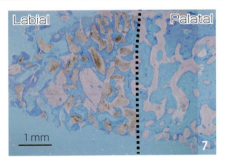
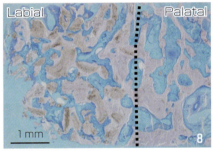

図7、8　図7は8ヵ月経過骨。既存骨との境界部が、不明瞭になり、既存骨に近い側では、Bio-Ossが新生骨に取り込まれている。一方、骨膜側では5.5ヵ月と同様に、Bio-Ossが独立している感がある。図8は10.5ヵ月経過骨。新生骨部と既存骨部との境界は、判別できなくなる。骨膜側でもBio-Ossは、新生骨に取り込まれており、Bio-Oss間に新生骨でつながれた架橋構造が形成されている。骨形成は経年的に、既存骨側から小さな移植材料を足場に架橋構造を形成し、その範囲を外側(唇側)方向に拡大させていく様子が確認できる。

表3　骨形態計測

	5.5ヵ月	8ヵ月	10.5ヵ月
Osteoid (%)	1.912	2.531	2.742
Osteoblast surface (%)	0.983	1.635	11.08
Osteoclast (N/mm)	0.072	1.128	1.002
Bio-Oss/BV (%)	65.331	54.189	39.433
FDBA/BV (%)	26.237	29.818	17.317

安定した成熟骨へと変化する様子が観察された。海綿骨部においては、5年経過骨と比較してBio-Ossの骨への置換率が大きく増加し、観察できる量が大幅に減少した(図13)。これは代謝活性の高い海綿骨の特徴が影響していると思われる。下顎骨におけるBio-Ossの置換率が上顎骨より高いのは、下顎骨が長管骨の特徴を有している

からであろうと考えられる(表5)。このことはインプラントのインテグレーション期間同様、GBR骨においても下顎骨のほうが上顎骨よりも早期にBio-Ossが骨に置換し、安定した成熟骨になると考えられる。症例2(図15)において、10年にわたって上部構造下部組織が変化することなく維持できていることからも整合性がとれ

正会員コンテスト

GBR 後長期間経過（5年、10年）の経過骨

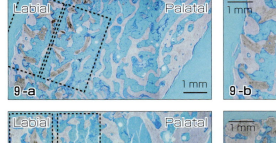
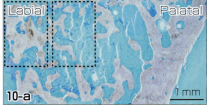
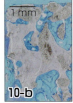
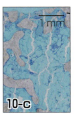

5年経過

10年経過

図9、10 10年経過骨では、造成した海綿骨部のBio-Ossは骨に吸収・置換されたことにより、観察できる量は非常に少なくなっている。これは代謝活性の高い海綿骨の特徴が影響していると思われる。残存するBio-Oss顆粒の大きさ自体も小さくなり、原型を予測できない程に変形し、新生骨との境界が不明瞭となっている。

表4 骨形態計測

	5年 cortical	5年 cancerous	10年 cortical	10年 cancerous
Osteoid (%)	0.709	0.782	0.585	0.192
Osteoblast surface (%)	3.05	3.697	0.244	0
Osteoclast (N/mm)	1.095	1.005	0.379	0
Bio-Oss/BV (%)	30.719	46.107	27.923	13.146
FDBA/BV (%)	0.575	2.578	0	0

GBR 後長期間経過（10年）の下顎経過骨

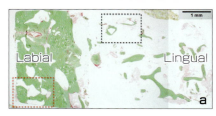
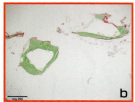
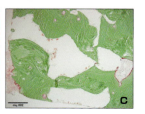

図11-a〜c 下顎の10年経過骨組織像。ゴールドナー染色では赤く染色される類骨は少なく、骨のリモデリングが窺える所見はあまり認められず、成熟骨の様相を示す。

表5 骨形態計測

	① cortical	② cancerous
Osteoid (%)	0.154	1.923
Osteoblast surface (%)	0	0
Osteoclast (N/mm)	0	0.351
Bio-Oss/BV (%)	15.396	9.318
FDBA/BV (%)	0.226	0

る。逆に、膜性骨化したフレームとなる表層皮質が完成するのを待たずに最終補綴物を装着することは、Corinaldesi[7]らの報告にあるように骨吸収のリスクをともなう。よってプロビジョナルレストレーションでの一定の経過観察期間が必要である。

結論

これまでBio-Ossによる骨造成の予後に関する多くの疑問を解決するために文献的考察や自らの臨床結果の評価を行ってきたが、明確な答えにたどりつかなかった。外側性GBRにおいてBio-Ossの骨への置換速度が遅いことが組織のボリュームを維持させるのに優位に働くことは漠然と言われてきたが、実際に組織学的検索を行

三次元的な骨造成における GBR 法の実際
― GBR 骨の経年的な変化に関する組織学的考察を中心に ―

三木通英

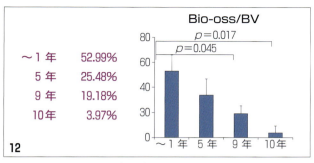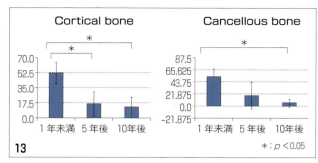

図12、13 Bio-Oss の占有率と一元配置分散分析の結果。FDBA/BV（％）：〜1年24.46％、5年2.65％、9年0.10％、10年0％。

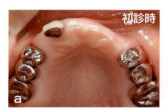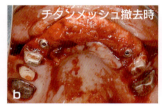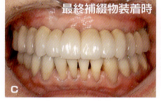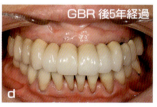

図14-a〜d　症例1：GBR後5年の状態。軟組織に退縮が見られたため、上部構造物を修理。その後2年経過するが、軟組織の退縮は見られない。

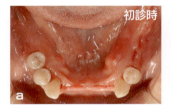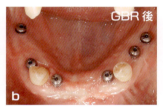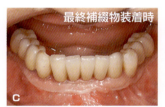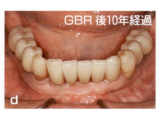

図15-a〜d　症例2：GBR後10年の状態。最終補綴物装着後9年を経過するが、上部構造下部組織に退縮は認められない。

うことにより、早期から骨への置換が始まり、経過とともにカプセル化され全周を骨に取り囲まれながら統合し厚みを増す様子が観察された。その表層皮質こそヒト本来の成熟骨と同等であり、組織の賦形維持および安定を担っていると考えられる。このたびの検証により、Bio-Oss を用いた三次元的な骨造成の安定に確信を持てたことは大きな成果であった。

参考文献

1. Maiorana C, Beretta M, Salina S, Santoro F. Reduction of autogenous bone graft resorption by means of Bio-Oss coverage: a prospective study. Int J Periodontics Restorative Dent 2005;25(1):19-25.
2. Zitzmann NU, Naef R, Schärer P. Resorbable versus non-resorbable membranes in combination with Bio-Oss for guided bone regeneration. Int J Oral Maxillofac Implants 1997;12(6):844-852.
3. Carmagnola D, Adriaens P, Berglundh T. Healing of human extraction sockets filled with Bio-Oss. Clin Oral Implants Res 2003;14(2):137-143.
4. Piattelli M, Favero GA, Scarano A, Orsini G, Piattelli A. Bone reactions to anorganic bovine bone (Bio-Oss) used in sinus augmentation procedures: a histologic long-term report of 20 cases in humans. Int J Oral Maxillofac Implants 1999;14(6):835-840.
5. Sartori S, Silvestri M, Forni F, Icaro Cornaglia A, Tesei P, Cattaneo V. Ten-year follow-up in a maxillary sinus augmentation using anorganic bovine bone (Bio-Oss). A case report with histomorphometric evaluation. Clin Oral Implants Res 2003;14(3):369-372.
6. Traini T, Valentini P, Iezzi G, Piattelli A. A histologic and histomorphometric evaluation of anorganic bovine bone retrieved 9 years after a sinus augmentation procedure. J Periodontol 2007;78(5):955-961.
7. Corinaldesi G, Pieri F, Sapigni L, Marchetti C. Evaluation of survival and success rates of dental implants placed at the time of or after alveolar ridge augmentation with an autogenous mandibular bone graft and titanium mesh: a 3- to 8-year retrospective study. Int J Oral Maxillofac Implants 2009;24(6):1119-1128.

正会員コンテスト

骨造成の必要性について

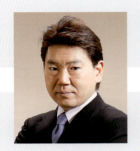

藍 浩之　Hiroyuki Ai　（愛知県開業）

1988年　大阪歯科大学卒業
2000年　あい歯科開業
日本臨床歯周病学会会員
アメリカ歯周病学会（AAP）会員
5-D Japan インストラクター

緒言

近年インプラント治療の予知性が高まり、欠損補綴の手段として大きな役割を果たしている。インプラント治療を行うことにより機能性が回復し、患者のQOLは飛躍的に高まるだろう。しかし、治療後に歯肉退縮をともなうインプラント体の露出やインプラント周囲炎など、継時的にさまざまな問題が生じているのも事実である。清掃性を高め、機能的・審美的な結果をもたらし、維持するためには残存歯を考慮したインプラント埋入ポジションが重要であり、また残存歯とインプラント周囲の軟組織の高さを調和させる必要がある。歯肉縁下の感染により歯を喪失すると、支持骨はその高さと幅を失い、多くの場合で骨造成が必要となる。

骨造成に関する文献

開業歯科医院では多くの場合、GBR（骨再生誘導法）を用いた歯槽堤の増大が行われている。過去の文献では水平的な顎堤の造成量が3.4〜5.0mmと述べられており、インプラントの残存率は段階法で93.5〜100％と高い値を示している[1]。また垂直的な増加は2〜8mmであるが、軟組織の裂開のような合併症の発生頻度が高いと報告されている[2]。

船登らのチタンメッシュを用いた垂直的なGBRに関する研究[3]では、過去の文献報告と比較して合併症の発生率で有意差は認められないが、段階法および同時法ともに93％以上の達成率を獲得したと報告している。またBuserらのDBBM（脱タンパクウシ骨無機質）を用いた骨造成後の調査[4]から、造成量の大きい顎堤増大術において吸収の遅いBio-Ossと自家骨の混合材料を併用したGBR法は有効と考えられる。

以上より、Bio-Ossと自家骨の混合材料とチタンメッシュおよび吸収性膜を併用したGBRは垂直的な造成でも予知性が高い方法と言える。

症例供覧

症例1：歯周病により顎堤が高度に吸収していた症例

患者は65歳の女性。歯周病により顎堤が高度に吸収していた。ラテラルウィンドウテクニックによる上顎洞底挙上術と同時にチタンメッシュと吸収性膜を用い、垂直的骨造成を行った（**図1**）。チタンメッシュにスリットを設けてベンディングすることによりアーチフォームを容易に与えることが可能となる。また、チタンメッシュは強度があるため、テンティングスクリューを使用するこ

表1 チタンメッシュを用いた垂直的なGBRの研究結果（文献3および船登らの講演より引用・改変）

アプローチ方法	人数	高さ（平均±SD）	治癒期間	合併症率	達成率
段階法	33名	8.3±3.5mm	8.2±1.4ヵ月	21%（7/33）	93.3%
同時法	52名	5.28±3.4mm	6.85±2.3ヵ月	19%（10/53）	93.4%

骨造成の必要性について

藍 浩之

症例1：歯周病により顎堤が高度に吸収していた症例（図1～3）

患者年齢および性別：65歳、女性　　**現症**：歯周病による高度な顎堤吸収

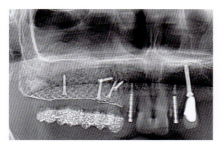
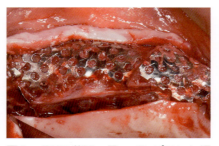
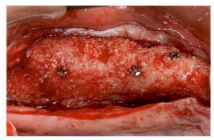

図1 術後のパノラマX線画像。再生スペースを確保するため、テンティングスクリューを使用しチタンメッシュの安定を図った。三次元的なアーチフォームを付与するため、メッシュに複数のスリットを入れてベンディングを行った。

図2 GBR後12ヵ月、インプラント埋入時のメッシュ除去前の状態。前歯部から臼歯部顎堤にわたり曲線的にメッシュがベンディングされている。

図3 メッシュを除去した状態。設置されたテンティングスクリューのトップまで顎堤の高さが回復されている。強度のあるメッシュとそれを支持するテンティングスクリューの併用で、骨再生される空間を確実に設けることができる。

症例2：ポジションの悪いインプラントを除去して骨造成を行った症例（図4～7）

患者年齢および性別：54歳、女性　　**現症**：上顎前歯部の顎堤が高度に萎縮している

図4 3｜1 のインプラントはともに唇側に突出しており、残存骨は高さ・幅ともに大きく失われている。｜3 は抜歯前に骨の高さを確保するため事前に矯正的に挺出させた。

図5 ｜3 の抜歯と 1｜ 部のインプラントを除去後、チタンメッシュと吸収性膜を用いてGBRを行った。チタンメッシュの安定を図るため、唇側の両遠心部断端付近にそれぞれ1ヵ所ずつマイクロスクリューにて骨面に固定した。

図6 メッシュを3mm程度超える範囲を吸収性膜で覆う必要がある。

図7 GBR後9ヵ月、インプラント埋入時にメッシュを除去した状態。前歯部顎堤のアーチフォーム形態もメッシュを用いることで容易に付与することができ、予定された骨幅が増大された。

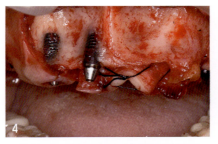
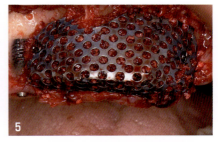
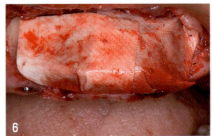
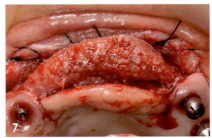

とで組織再生の足場が確保できる（**図2**）。メッシュを除去したところ、テンティングスクリューのトップまで顎堤が増大していた（**図3**）。

症例2：ポジションの悪いインプラントを除去して骨造成を行った症例

患者は54歳の女性。ポジションの悪いインプラントを除去してGBRを行う治療計画を立てた。顎堤の高さと幅は大きく失われていた（**図4**）。アーチフォームにベンディングされたチタンメッシュを固定ネジにて骨面に固定し（**図5**）、増大部が完全に覆われるように吸収性膜を設置（**図6**）。三次元的形態にベンディングされたメッシュを骨面に固定し、しなやかな吸収性膜で全体を被覆することで血餅の安定した保持が期待できる。術後9ヵ月、チタンメッシュを除去した状態（**図7**）では、予定された形態と増大量が達成されていた。

■ 正会員コンテスト

症例3：全顎的に歯周病が進行していた症例（図8〜28）

患者年齢および性別：42歳、女性　　　　現症：全顎的な歯周病

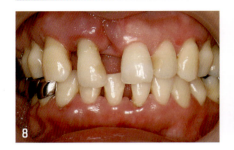
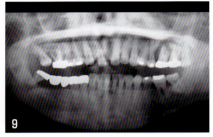

図8、9 初診時の口腔内写真およびパノラマX線写真。全顎的に歯周ポケットが深く、上顎の歯の動揺が顕著に認められ、上顎右側前歯はフレアーアウトしていた。

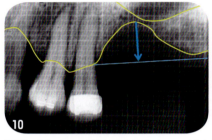
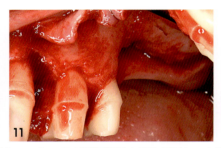
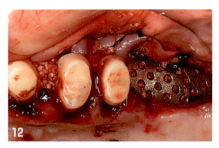

図10〜12 |6 7 部はラテラルウィンドウテクニックでの上顎洞底挙上術と同時に、自家骨、Bio-Oss、成長因子、チタンメッシュと吸収成膜を用いて骨造成を行った。

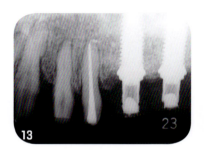
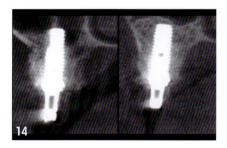

図13、14 |6 部のインプラントは、ほとんど造成された骨内に埋入されている。増大部と既存骨との境界は不明瞭となり、骨補填材料のリモデリングが進んでいると考えられる。2本のインプラントプラットフォーム周囲の硬組織は安定して維持されている。

症例3：全顎的に歯周病が進行していた症例

患者は42歳の女性。全顎的に歯周病が進行していた（図8、9）。インプラントを含めた固定性の欠損修復を行うためには、残存歯の骨レベルに合わせた骨造成を行う必要があった。

|6 7 8 抜歯後12ヵ月（図10）、ラテラルウィンドウテクニックによる上顎洞底挙上術と同時にチタンメッシュと吸収性膜を用いた垂直的なGBR、そして|3 の歯周組織再生療法を行った（図11、12）。GBR後10ヵ月で|6 7 部に2本のインプラントを埋入。そして一次手術後4.5ヵ月で二次手術を行った。GBR後36ヵ月のX線写真（図13）と40ヵ月後のCT画像（図14）では造成された硬組織が確認できた。

続いて、前歯部領域の骨造成を見ていく（図15）。抜歯前に|4 を事前に挺出させることにより、十分な骨の高さが確保された。審美的な軟組織の形態を得るためには垂直的に10mm、水平的に8mmの骨造成が必要である（図16、17）。

骨造成の必要性について　　藍　浩之

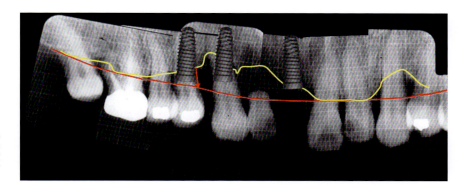

図15　GBRでの目標となる骨レベルは、健全な付着を有する6|近心と|1近心の骨レベルをつなげた赤いラインとなる。

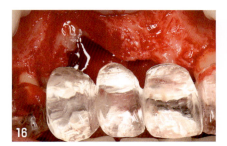
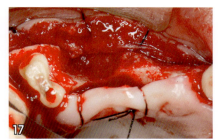

図16　3|部は10mm、2|部は5mmの骨が垂直的に不足している。

図17　3|部は水平的に骨が8mm不足していた。

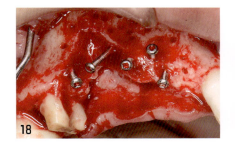
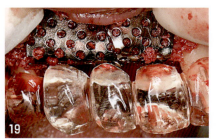

図18　チタンメッシュの落ち込みを防ぐためにテンティングスクリューを複数本使用した。

図19　唇側に2mm以上の骨幅を確保するために、骨頂の幅が8mm以上になるようにメッシュの形態を調整した。

　チタンメッシュを用いることで、テンプレートを指標とした三次元的な形態の付与が容易となる。チタンメッシュの落ち込みを防ぐために、テントピンを複数使用した（**図18、19**）。
　連続欠損において歯間乳頭様組織の高さを回復するためには、プラットフォームの歯冠側3mmの高さに歯槽骨頂が位置する必要がある（**図20**）。また、ポンティックを介在させることにより、歯間乳頭様組織は天然歯と同等に回復できる可能性がある[8,9]。前歯部3歯以上の連続欠損の場合、軟組織の高さを回復して維持するためにはインプラントの連続埋入は避け、ポンティックを介在させたほうが審美的な予知性は高まる。
　GBR後10ヵ月、インプラントを補綴的に理想的なポジションに埋入できた（**図21、22**）。前歯部の歯肉には、約3mmの落差のあるスキャロップフォームが存在し、それを再現しなければ審美的な結果が得られない。インプラント埋入後、シーティングサーフェス上に約3mmの骨の高さを獲得するためにテンポラリーヒーリングア

■ 正会員コンテスト

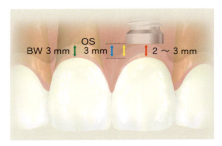

図20 上顎前歯部の理想的なプラットフォームは、最終修復物の遊離歯肉マージンの最根尖側に位置する必要がある。（参考文献5より引用）

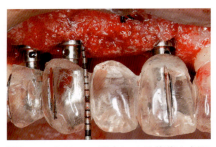

図21 スクリュー固定による修復を行うため、インプラントの長軸方向がテンプレートの切端より口蓋側に位置するように埋入した。審美領域において、天然歯様の軟組織の高さを得るためには、テンプレートの唇側最下端まで歯槽骨の高さが必要である。

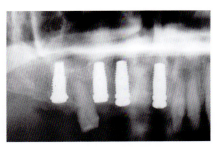

図22 不足している顎堤の高さを補うため、埋入後テンポラリーヒーリングアバットメントを装着し、追加の垂直的GBRを行った。

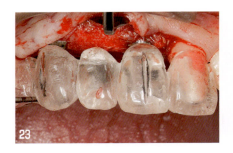

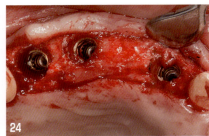

図23 インプラント埋入後8ヵ月、二次外科時の状態。テンポラリーヒーリングアバットメントのトップまで骨の高さが回復している。

図24 インプラント間には軟組織を支える十分な高さの組織が存在している。2回に及ぶ減張により口蓋側に移動した歯肉歯槽粘膜境を元に戻すためにインターポジショナルグラフトを行った。

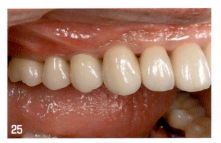
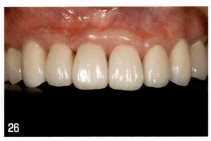
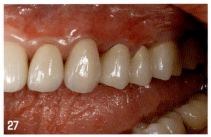

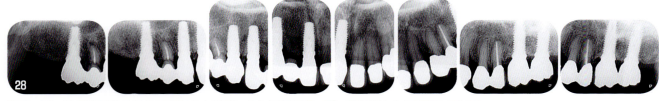

図25〜28 治療終了後2年の口腔内およびデンタルX線写真。硬・軟組織ともに安定している。

バットメントを接続し、インプラントホール形成時に採取した自家骨を用いて2回目の垂直的GBRを行った。

埋入後8ヵ月で二次手術を行った。サージカルテンプレートの唇側最下端と造成された組織の高さは一致しており、メッシュを用いることにより予定された形態と量の造成が達成された（図23、24）。

治療終了後2年においても清掃状態は良く、BOPも認められない（図25〜28）。GBRを行い残存歯と調和したポジションにインプラントを埋入することにより、清掃性の高い、機能的かつ審美的な結果へと導かれ、患者のQOLは飛躍的に向上した。しかし、もともと重度歯周病により歯を喪失しており、歯周環境の悪化やインプラント周囲炎には細心の注意を払う必要がある。本患者においては、継続したメインテナンスが不可欠である。

骨造成の必要性について　　藍 浩之

表2　チタンメッシュを用いたGBRの利点と欠点

利点	欠点
①骨造成の形態を自由自在に与えることができる	①メッシュの除去が必要
②スペース維持にすぐれている	②広範囲に裂開を生じた場合、軟組織の回復に時間がかかる
③既存骨にピンで固定できる	③同時法の後に裂開が生じた場合、対応が困難になる
④吸収性膜との併用ができる	④吸収性膜のみのGBRと比較して、より慎重なフラップマネジメントが必要となる
⑤合併症が起きても、比較的容易にリカバリーができる	⑤チタンメッシュのベンディングと骨面への設置方法に経験値が必要となる
⑥合併症が起きても、増大量の達成率が高い	

結論

顎堤の吸収が認められる部位にインプラントを埋入する場合、臼歯部では清掃性を考慮したインプラント上部構造を装着するために、残存歯周囲歯肉と連続性のあるインプラント周囲歯肉ラインが望ましい。審美領域では、天然歯と同等に軟組織の高さを回復することが望まれ、多くの場合は顎堤の増大が必要となる。また、チタンメッシュと吸収性膜を用いたGBR法は、増大量が大きい場合にも予知性を持って実行できると考えられる。しかし、この術式はテクニックセンシティブなため、その利点と欠点（表2）を考慮したうえで手術に臨むべきである。

また、合併症の発生率が約20％あり、減張量の大きい症例の場合、インプラントの同時埋入は避けたほうが良いであろう。

参考文献

1. Kuchler U, von Arx T. Horizontal ridge augmentation in conjunction with or prior to implant placement in the anterior maxilla: a systematic review. Int J Oral Maxillofac Implants 2014;29 Suppl:14-24.
2. Rocchietta I, Fontana F, Simion M. Clinical outcomes of vertical bone augmentation to enable dental implant placement: a systematic review. J Clin Periodontol 2008;35(8 Suppl):203-215.
3. Funato A, Ishikawa T, Kitajima H, Yamada M, Moroi H. A novel combined surgical approach to vertical alveolar ridge augmentation with titanium mesh, resorbable membrane, and rhPDGF-BB: a retrospective consecutive case series. Int J Periodontics Restorative Dent 2013;33(4):437-445.
4. Jensen SS, Bosshardt DD, Gruber R, Buser D. Long-term stability of contour augmentation in the esthetic zone: histologic and histomorphometric evaluation of 12 human biopsies 14 to 80 months after augmentation. J Periodontol 2014;85(11):1549-1556.
5. 船登彰芳，石川知弘．4-Dコンセプトインプラントセラピー審美治療のためのティッシュマネジメントのテクニックとタイミング．東京：クインテッセンス出版，2008．
6. Grunder U, Gracis S, Capelli M. Influence of the 3-D bone-to-implant relationship on esthetics. Int J Periodontics Restorative Dent 2005;25(2):113-119.
7. Tarnow DP, Cho SC, Wallace SS. The effect of inter-implant distance on the height of inter-implant bone crest. J Periodontol 2000;71(4):546-549.
8. Salama H, Salama MA, Garber D, Adar P. The interproximal height of bone: a guidepost to predictable aesthetic strategies and soft tissue contours in anterior tooth replacement. Pract Periodontics Aesthet Dent 1998;10(9):1131-1141.
9. Ishikawa T, Salama M, Funato A, Kitajima H, Moroi H, Salama H, Garber D. Three-dimensional bone and soft tissue requirements for optimizing esthetic results in compromised cases with multiple implants. Int J Periodontics Restorative Dent 2010;30(5):503-511.

正会員コンテスト

GBRを成功に導く画期的な減張切開法の新提案
— The upward motion scissors technique —

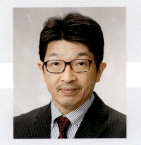

猪子光晴　Mitsuharu Inoko　（北海道開業）

1987年　日本歯科大学新潟歯学部卒業
1992年　いのこ歯科医院 理事長
JIADS Study Club of Tokyo 会員
日本歯周病学会専門医
アメリカ歯周病学会（AAP）会員

 はじめに

　高度な骨吸収に対する三次元的な骨増大術にメンブレンやチタンメッシュは有効であるが、治癒期間中に歯肉の裂開が生じ、骨移植材料やメンブレンなど露出した場合は予後に悪影響を与えることが多い[1]。その原因として歯肉弁の設計や縫合などいくつかの要因が挙げられる。その中でも、とりわけ減張切開の方法や減張量は重要な因子であり、骨増大術の成功には歯肉弁を確実にテンションフリーな状態にする減張切開[2,3]が重要である。

　深い減張切開はテンションフリーを達成できる一方、歯肉弁の穿孔、大量出血、過度の腫脹や神経麻痺が生じることがある。逆に減張量が少ないと、歯肉弁にテンションがかかるため歯肉の裂開や壊死につながることがある。

　今まで減張切開に関しては文献に基づいた報告がほとんどなく、臨床家の経験と解剖学的な配慮だけで行っていたのが現状である。従来の深い減張切開でなく浅い減張切開でも十分な減張を行うことができれば、解剖形態によらず安全で確実な骨増大が可能になる。本稿では、低侵襲な浅い減張切開で十分な減張量を確保できる画期的な減張切開法・The upward motion scissors technique（以下、シザーズテクニック）を解説してGBRを成功に導くことができた症例を報告する（**図1**）。

 外骨膜周囲における微小循環血管の走行

　外骨膜部における微小循環血管の走行を研究した信藤らは、骨膜から歯肉弁上皮に向かって深さ500μm（0.5mm）の部位から微小動静脈の走行を認めると報告している[4]。そして、減張切開の深さについて「骨膜から0.5mm以上外側の歯肉内に太い血管、神経があるため、0.5mm以下の浅い減張切開を行うことにより出血防止、血管損傷、神経損傷を防ぐことができる」と述べている（**図2**）。

　この0.5mmの深さで減張切開を行う考え方は、血管損傷、神経損傷などの合併症を防ぐうえで非常に有効かつ安全である。つまり、深さ0.5mm未満の減張切開は

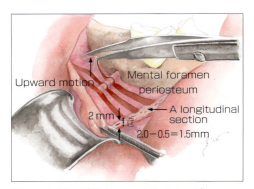

図1　シザーズテクニックのイメージ図。

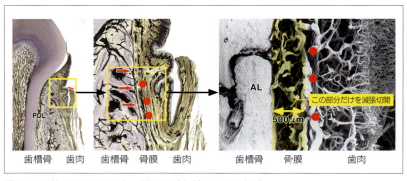

図2　信藤らの病理切片・整理図（文献4より引用）。

GBRを成功に導く画期的な減張切開法の新提案
— The upward motion scissors technique —

猪子光晴

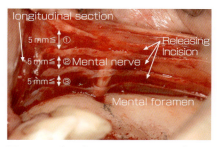
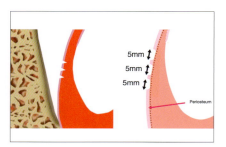
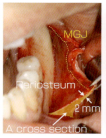
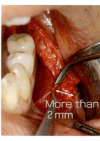

図3　シザーズテクニックによる減張切開とオトガイ神経。

図4　切開本数を増やすことで減張量が増えていく。

図5　縦切開部で2mmの厚さを確保できる箇所から開始する。

微小循環血管および神経を損傷する可能性が低い。実際、オトガイ神経の走行がオトガイ孔から10mm上方の骨膜の浅い所でも存在していることがよくある。このような場合、深い切開では存在を把握していてもオトガイ神経の損傷を避けることが難しくなる。

 ## 方法および材料

シザーズテクニックによる減張切開は、前述の信藤の歯周組織の微小循環の考えがベースになっている。しかし、この0.5mm未満の浅い減張切開では、得られる減張量は約5mmとわずかである。そこで、減張切開の本数を増やすことで、浅くても安全かつ確実に十分な減張量が得られると考えた。つまり、減張切開の間隔を1mmにし、本数を増やすことによって減張量を増やすことができる（図3、4）。また、粗な結合組織（特に下顎の舌側）ではハサミによる切開線1本での減張量が5mm以上になる。しかし、その粗な結合組織を鈍的に引き裂く方法もあるが、0.5mm以上に達するため微小な血管を切り裂くことになってしまう。

シザーズテクニックによる減張切開を加える部位では、歯肉弁の厚みが2mm以上必要である。その厚みの確認は、縦切開の断面を見ることで容易に行うことができる。シザーズテクニックによる減張切開を開始する位置は、縦切開部で2mmの歯肉の厚さが確保できるところから開始する（図5）。2mm（歯肉弁の厚さ）−0.5mm（減張切開）＝1.5mm（残りの歯肉の厚さ）が確保され、術後1ヵ月以降に口腔内の筋肉による外力、咀嚼時の食片などの外力でメンブレンの露出が防止できる。

シザーズテクニックは、骨膜と軟組織の境界面にハサミを侵入させ、骨膜面と平行にハサミで骨膜だけを上方に持ち上げるモーションで切開し、その深部の軟組織には侵入しないことで血管損傷を防ぐことができる（図1）。

また、メスで深く減張切開することは、テンションフリーな縫合のためには有効であるが、後出血や知覚麻痺などの合併症が多くなることがある。骨膜から0.5mm以上離れた歯肉弁内には血管、神経の走行が認められるため、骨膜だけを減張切開することで出血、神経損傷も防止できる。またハサミを用いることで、骨膜（0.5mmの厚さ）だけの減張切開が可能となる。シザーズテクニックでは減張量は少ないため、1mm間隔での丁寧な減張切開を1〜3本以上入れることで、深い減張切開と同じ減張量を得られ、合併症もなく安全、確実に行うことが可能になる。

 ## 症例供覧

症例1（図6-a〜l）

患者は42歳、女性。主訴は下顎左側臼歯部欠損による咀嚼障害と左側への顎偏位であった。初診時 4 5 6 部は欠損していたが、左側への顎偏位は認めなかった。下顎右側臼歯部の歯頸部う蝕と、下顎左側臼歯部の欠損を認める以外、特に深い歯周ポケットや動揺は認められなかった。主訴部位の歯は、う蝕により保存不可能になり1年前に抜歯された。患者と相談の結果、欠損修復は部分義歯ではなくインプラント治療にて行い、咀嚼障害を改善することとした。 4 5 6 部の歯槽堤は垂直的な骨欠損はわずかだが、頬側の水平的な骨吸収が大きかっ

■ 正会員コンテスト

症例1：下顎左側臼歯部欠損症例（図6-a〜l）

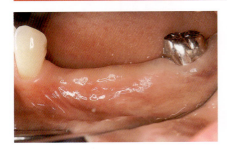
図6-a 患者は42歳の女性。初診時の口腔内写真。

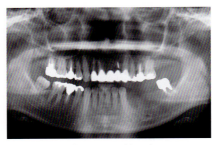
図6-b 同パノラマX線写真。

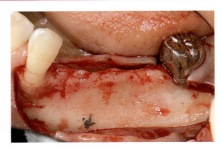
図6-c 全層弁剥離。

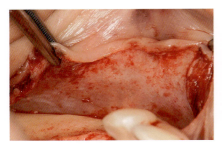
図6-d 全層弁剥離を行った後の骨膜面。

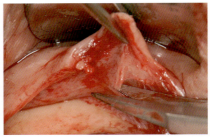
図6-e 骨膜と軟組織の境界面に進入し、上方に持ち上げるモーション。

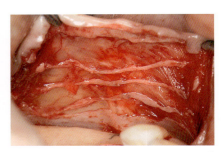
図6-f 4本の減張切開を入れる。骨膜（0.5mmの厚さ）だけを減張切開する。

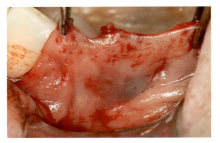
図6-g 歯冠が隠れる程度まで減張切開を行う。

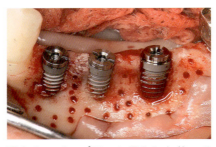
図6-h インプラント埋入した後、チタンメッシュを用いてBio-Ossと自家骨の骨補填材料を固定した。

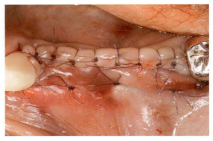
図6-i テンションフリーの状態で水平マットレス縫合と単純縫合を行う。

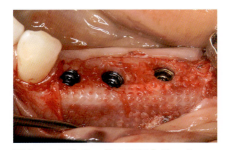
図6-j 術後6ヵ月の再埋入時。2mm以上の骨増大が得られた。

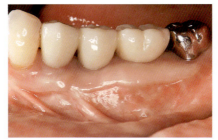
図6-k 遊離歯肉移植により十分な角化歯肉も得られた。スクリュー固定にてジルコニアクラウンを装着する。

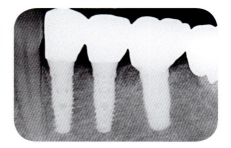
図6-l 術後4年のデンタルX線写真。

た。骨吸収に対してはシザーズテクニックにて減張切開を行った後、骨補填材料とチタンメッシュを用いて骨増大を図り、インプラント治療を行う計画を立案した。

症例2（図7-a〜k）

患者は44歳、男性。上顎前歯部のブリッジが外れたことを主訴に来院した。初診時、2|3 は歯根破折、|1 は

GBR を成功に導く画期的な減張切開法の新提案
— The upward motion scissors technique —

猪子光晴

症例 2：上顎前歯部症例（図 7 -a～k）

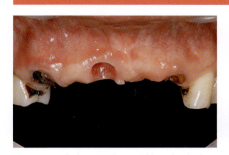
図 7 -a　患者は44歳の男性。初診時の口腔内写真。

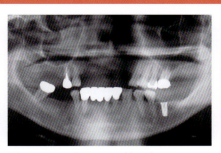
図 7 -b　同パノラマX線写真。

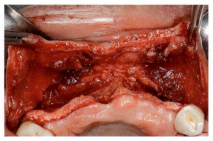
図 7 -c　全層弁剥離し、3本の減張切開を入れる。

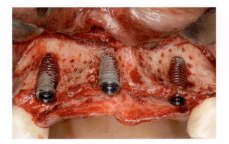
図 7 -d　インプラントを埋入。

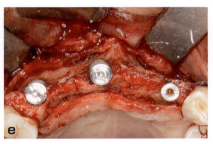
図 7 -e、f　水平的骨吸収が著しいため、Bio-Oss と自家骨の混合材料をチタンメッシュで固定した。

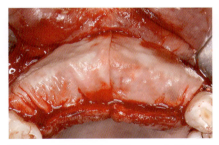
図 7 -g　吸収性メンブレンである Bio-Gide を設置。

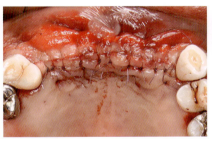
図 7 -h　テンションフリーな状態で水平マットレス縫合と単純縫合を行う。

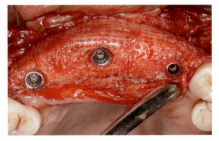
図 7 -i　術後 6 ヵ月の再埋入時。2 mm 以上の骨増大が得られた。

図 7 -j　遊離歯肉移植により十分な角化歯肉も得られた。スクリュー固定にてジルコニアクラウンを装着。

図 7 -k　術後 3 年のデンタルX線写真。

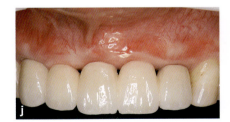

すでに欠損していた。4|6 に欠損を認める以外、特に深い歯周ポケットや動揺は認められなかった。主訴部位の欠損修復は部分義歯ではなくインプラント治療にて行い、咀嚼障害を改善することとした。3 2 1|1 2 の部位の欠損は水平的な骨吸収が大きかった。骨吸収に対してはシザーズテクニックにて減張切開を行った後、骨補填材料とチタンメッシュを用いて骨増大を図り、インプラント治療を行う計画を立案した。

■ 正会員コンテスト

症例3：下顎前歯部欠損症例（図8-a〜k）

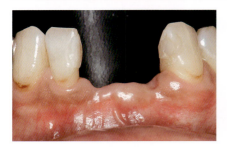

図8-a 患者は55歳の男性。初診時の口腔内写真。

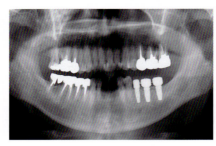

図8-b 同パノラマX線写真。

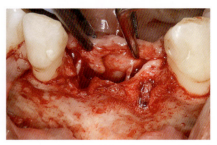

図8-c 全層弁剥離。太い舌下動脈が確認できる。

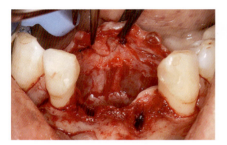

図8-d 慎重に舌側の減張切開を行う。

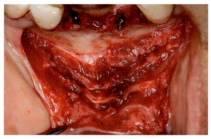

図8-e 続いて唇側には3本の減張切開を入れる。

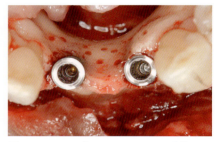

図8-f インプラントを埋入。重篤な骨吸収を認める。

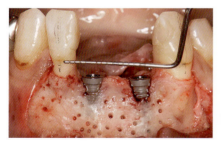

図8-g 補綴マージンから3mm下方の位置を埋入深度にする。

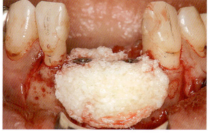

図8-h Bio-Ossと自家骨混合の骨補填材料を填入し、チタンメッシュで固定した。

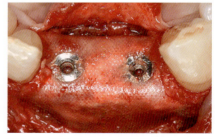

図8-i 術後6ヵ月の再埋入時。唇舌側および垂直的に2mm以上の骨増大が得られた。

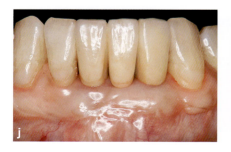

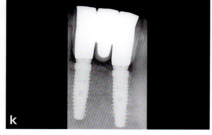

図8-j 遊離歯肉移植により十分な角化歯肉も得られた。スクリュー固定にてジルコニアクラウンを装着した。

図8-k 術後4年のデンタルX線写真。

GBRを成功に導く画期的な減張切開法の新提案
― The upward motion scissors technique ―

猪子光晴

症例3（図8-a～k）

患者は55歳、男性。下顎前歯部欠損のため来院した。初診時、1|12の欠損を認めた。主訴部位の欠損修復には部分義歯ではなくインプラントを希望した。下顎前歯の欠損は唇舌的な骨吸収が大きかったが、垂直的にはわずかな欠損であった。骨吸収に対してはシザーズテクニックにて減張切開を行った後、骨補填材料とチタンメッシュを用いて骨増大を図り、インプラント治療を行う計画を立案した。

症例1～3の考察

GBRを成功させるためには治癒期間中にメンブレンやチタンメッシュの露出を防ぐことが重要である。そのためには骨補填材料とそれらを被覆するメンブレンなどを含めたボリュームが必要以上に大きくならないことが大切である。

おわりに

シザーズテクニックの勘所を以下にまとめる。
①歯肉歯槽粘膜境（MGJ）より根尖側で歯槽粘膜部の骨膜を減張切開する
②厚さ0.5mm以下の骨膜だけを浅く減張切開することで血管損傷を防ぐ
③減張切開を行う位置は歯肉弁の厚みが2mm以上ある部位（縦切開の断面が2mm以上の位置）に行う
④減張切開の間隔を1mm刻みで本数を増やすことで減張量を増やす

この減張切開法は、拡大視野にてハサミを用いて減張切開の位置、角度、深さを正確に1mm刻みで行うこと

表1　シザーズテクニックによる減張切開の利点

1	歯肉弁の穿孔を起こしにくい
2	太い血管を切らないため出血が少ない
3	出血が少ないため腫脹・皮下出血が少ない
4	神経の損傷を防ぎ、術後の麻痺を軽減できる

で可能となり、安全で確実に行うことができる。

シザーズテクニックが有効な部位は、神経・血管の損傷の危険をともなう部位である。本法では切開の深さが0.5mm未満であるためオトガイ孔の直上でも神経損傷なく減張切開ができる。また、下顎舌側のオトガイ下動脈、舌下動脈を切ることなく減張切開が可能である。使用するハサミとしてはScissors technique改良型Goldman Fox #1が適している。

一方、シザーズテクニックが困難なケースは、縦切開をともなわないフラップである。また、下顎舌側は骨膜が弱く、エレバトリュームなどで鈍的に骨膜を裂くことで減張切開できるが、0.5mm以上に深く裂くのは慎むべきであると考えられる[5]。

謝辞

筆者は、本研究に関して利益相反のないことを表明する。執筆に際し、ご指導くださいましたJIADSの小野善弘先生、中村公雄先生、松井徳雄先生、信藤孝博先生、筆者を日頃支えてくれている家族と当院のスタッフにこの場を借りて感謝申し上げます。

参考文献

1. Becker W, Becker BE. Guided tissue regeneration for implants placed into extraction sockets and for implant dehiscences: surgical techniques and case reports. Int J Periodontics Restorative Dent 1990；10(5):376-391.
2. Greenstein G, Greenstein B, Cavallaro J, Elian N, Tarnow D. Flap Flap advancement: practical techniques to attain tension-free primary closure. J Periodontol 2009;80(1):4-15.
3. Romanos GE. Periosteal Reliasing incision for Successful Coverage of Augumented Site. A technical note. J Oral Implantol 2010；36(1):25-30.
4. Nobuto T, Yanagihara K, Teranishi Y, Minamibayashi S, Imai H,Yamaoka A． Periosteal microvasculature in the dog alveolar process．J Periodontol 1989;60(12):709-715.
5. 猪子光晴．GBRの偶発症を防ぐために 減張切開の新提案 "Scissors Technique" 第1回 Scissors Technique の考え方と実際．the Quintessence 2015;34(7):150-161.

正会員コンテスト

OJ Award 受賞

顎顔面領域への総括的アプローチ
―デジタル診断から顎位の安定、顔貌の改善へ―

大谷 昌 Masashi Otani （大阪府開業）

1993年　大阪大学歯学部卒業
2004年　O.D.C. オオタニデンタルクリニック開院
T.M.J.session 主宰

はじめに

今日、インプラント治療のアプローチの多様化およびマテリアルの発展などにより、審美領域をきわめて自然な状態に回復する「口腔内の審美」を達成することが可能となってきた。それに加え、適切な顎関節の顆頭のポジションや咬合平面、気道の確保を考慮することにより「口腔領域の機能改善」が達成できるようになった。さらに頭蓋部の骨格系や上下顎のスケルタルパターン、咬合高径などを適切に改変することにより「顎顔面領域の審美改善」をも達成することが可能となった。

症例 1 はインプラント治療を希望し来院した19歳女性。初診より10年以上が経過するが、顎位の安定と動的治療により現在もインプラント治療を行うことなく経過観察している。

症例 2 は64歳男性。年齢を考慮し、骨切りなしで全顎的治療を行った。上顎は補綴治療を含む矯正による動的治療、下顎はフルマウスでのインプラント修復治療である。骨格的な問題の根本的改善を行っていないため、顔貌には問題を残したが、顎口腔領域では気道の改善および口腔内の機能的かつ審美的改善を達成することができた。

症例 3 は48歳女性。インプラント、補綴、矯正および骨切りと 4 種の治療計画を提示したところ、患者はすべての治療を希望し、骨格的問題の改善と顔貌改善も望んだ。スプリントにより顎位を安定させた後、上下顎には矯正による動的治療とインプラント治療を施した。骨格的な問題を解決することにより、顔貌をも大きく改善することができた。また、顎口腔領域では適切な気道の確保および機能的かつ審美的改善を達成できた。

症例供覧 1
顎位の重要性を学んだ症例

患者は19歳女性。下顎前歯の動揺および疼痛のため近医を受診。抜歯と診断を受け、当院にインプラント治療を希望して来院した。全顎的な歯肉の腫脹および深い歯周ポケットが存在し、下顎前歯の動揺は著しい。デンタル X 線写真より、下顎前歯、下顎左側大臼歯の歯槽骨の垂直的な骨欠損が顕著である。

インプラント治療が可能な年齢になるまで、全顎的 SRP などの初期治療を施していたにもかかわらず、症状の改善は一向に認められなかったため、資料採得し検証することにした。その結果、顎位に問題があることが確認された。顎位を是正する治療法として、スプリント療法を適応した。スプリントは24時間装着とし、調整は 3 〜 4 週間に 1 度行った。

スプリント装着後約 2 ヵ月には、動揺がもっとも顕著であった下顎前歯は症状が軽減し、垂直的な歯槽骨欠損の回復も認められた。約半年後には、顎位の安定と歯周組織のコンディションの改善を得ることができた（確認事項として顔貌写真、口腔内写真、アキシパスレコード、CPI データ、CT、MRI、ポケット測定値、デンタル X 線写真、パノラマ X 線写真を採用）。その後、全顎歯列矯正治療を開始した。約 2 年半の治療期間を経て、歯列矯正を終了した。治療効果として、咬合、顎位、歯周組織の安定、顔貌の改善が挙げられる。

現在、動的治療後 7 年を経過したが、3 ヵ月ごとの歯

顎顔面領域への総括的アプローチ
―デジタル診断から顎位の安定、顔貌の改善へ―

大谷 昌

症例1：スプリント療法と全顎歯列矯正により顎位の安定化を図った症例（図1～9）

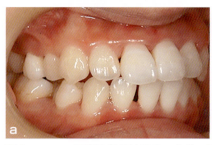 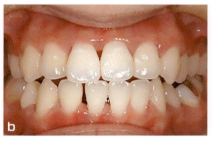 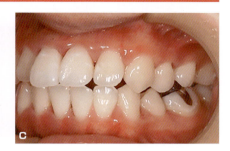

図1-a～c　初診時患者は19歳、女性。下顎前歯の動揺および疼痛を主訴として来院。

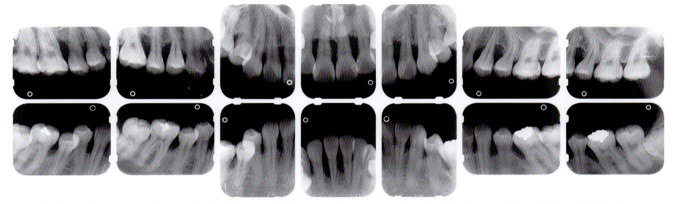

図2　同デンタルX線写真。下顎前歯部の周囲骨の骨吸収は顕著であり動揺も著しい。また下顎臼歯部にも骨吸収が認められる。

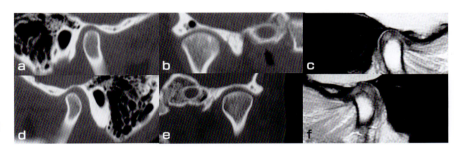

図3-a～f　術後の顎関節部のCTおよびMRI画像。

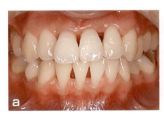 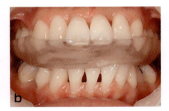 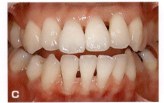 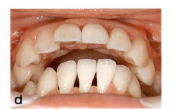

図4-a～d　スプリント療法による口腔内の変化。

周維持療法において、歯周組織の確認はもちろんのこと咬合の確認も行っている。当時19歳だった当患者は現在30歳になる。インプラント治療を希望されていたが、インプラント治療を行うことなく現在も天然歯列のみで快適に過ごしている。この症例より、初期治療として顎位の安定化を図ることが歯科治療における最重要ポイントであることを学んだ。

それ以降、それぞれの患者を包括的に治療するため、顎位に基づいた総合診断を専門とする歯科医師とアプローチするようになった。

■ 正会員コンテスト

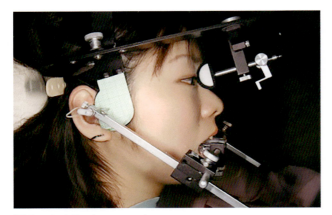

図5 Axi-Path record。

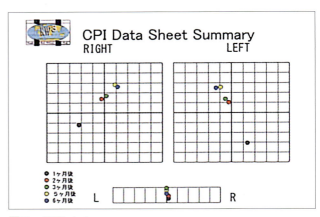

図6 CPI data。

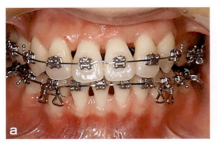

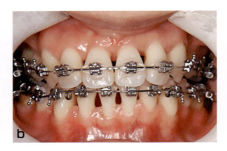

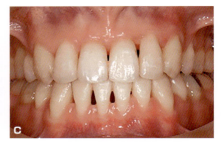

図7-a〜c 矯正動的治療時。

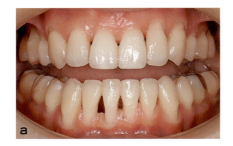

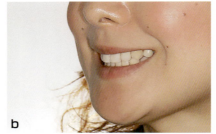

図8-a、b 矯正動的治療終了後7年経過。口腔内およびコ元の写真。

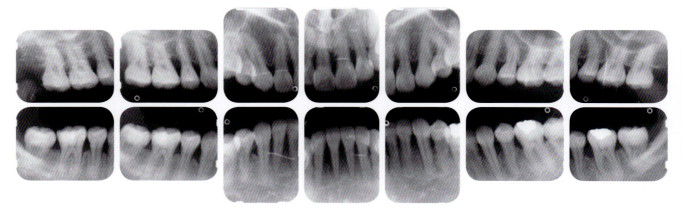

図9 初診より10年10ヵ月経過後のデンタル14枚法デンタルX線写真。

顎顔面領域への総括的アプローチ
―デジタル診断から顎位の安定、顔貌の改善へ―

大谷 昌

症例2：スケルタルクラスⅡハイアングル症例（図10～15）

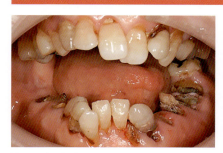

図10 初診時の口腔内。

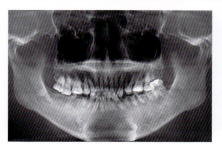

図11 同パノラマX線写真。

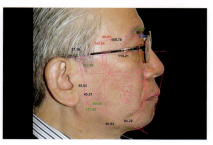

図12 インプラント治療、矯正、骨切りを含めた総括的治療を施した後の患者の側貌をデジタル化にて表現する。

図13-a～i　a：セットアップに基づいて適正な位置へインプラントを埋入。b：残存歯の抜歯と同時にフルアーチのプロビジョナルレストレーションを装着。c：上顎に動的治療を開始。d：下顎に3つ目のプロビジョナルレストレーションを装着、咬合平面を変更。e：初診より2年5ヵ月。動的治療終了後ブラケットを外す。f：最終補綴装着前に最終形態の確認のために4つ目のプロビジョナルレストレーションを装着。g：最終補綴物製作のためのワックスアップ。h：CAD/CAMにより設計を行う。i：フルジルコニアによるスクリューリテンションの最終補綴（技工担当、向後セラミック長田浩司氏）。

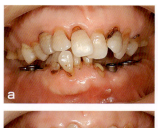
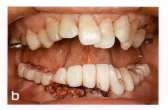
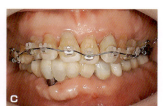
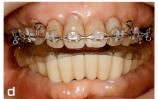
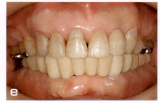
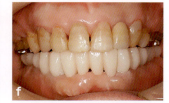
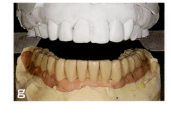
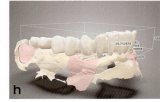
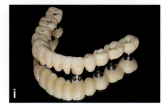

症例供覧2　スケルタルクラスⅡハイアングル症例

　患者は64歳男性。咀嚼障害によるインプラント治療を希望して来院した。口腔内には歯周病の問題、う蝕の問題などが多く存在する。スケルタルパターンはクラスⅡで、ハイアングル症例である。下顎残根部位に本来の歯が存在した時、おそらくこの患者は重度の開咬を呈していたと考察した。ゆえに歯列矯正と上下顎骨切りの手術が本来必要であった患者と考えられる。

　治療計画としては2パターンを提示した。一つは、欠損部位のインプラント治療および上下顎骨切りを踏まえた残存歯の歯列矯正による総括的な治療。もう一つは、上顎のみの歯列矯正と下顎はフルマウスのインプラント治療という2種類の治療計画を提示した。患者は自身が高齢であることを考慮して、上下顎骨切りをすることなく、上顎は叢生とアーチフォームの改善を目的とした歯列矯正、下顎は前歯の抜歯をしてフルマウスのインプラント治療を行うことを希望した。

　初期治療としてスプリント療法により顎位の安定を求めた。その後、セットアップ模型を製作して、それに基づいた位置にインプラントを埋入した。動的治療が完了した後、下顎へジルコニアのフルアーチの上部構造を製作し口腔内へ装着した。装着後のX線写真より、インプラント周囲の骨の状態、顎関節の状態は安定していることが確認された。

■ 正会員コンテスト

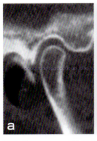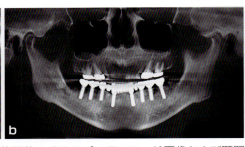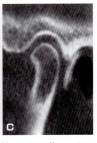

図14-a〜c 治療終了後のCTのパノラマモード画像および顎関節のCT像。インプラント周囲の骨および両側顎関節は安定しており経過良好である。

図15 治療終了後の口腔内写真。治療終了後2年経過。

症例3：スケルタルクラスⅡディープバイト症例（図16〜25）

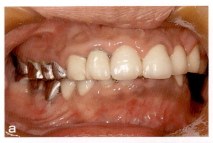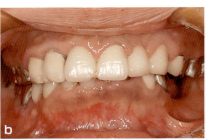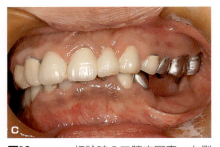

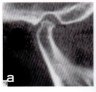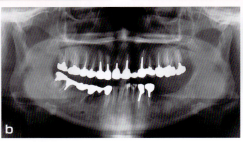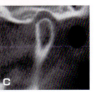

図16-a〜c 初診時の口腔内写真。左側下顎大臼歯部欠損と右側下顎歯牙破折が主訴であるが、その他にも不良補綴物、右下がりの咬合平面、ディープバイトなど問題は山積した。

図17-a〜c 初診時のパノラマX線と顎関節のCT。両側ともに関節窩と関節頭の位置関係には問題があり顎位に問題があることは明確である。右側に関しては関節頭の形態が大きく変形している。

● 症例供覧3　スケルタルクラスⅡディープバイト症例

患者は48歳女性。咀嚼障害を主訴として、インプラント治療を希望して来院した。口腔内には、歯周病、不良補綴物などの問題が山積するが、骨格的な問題（上顎骨非対称、下顎劣成長など）や顎関節の問題もあり全顎的な治療を要する状態であった。

リラックスポジションで採得した模型、顎関節のCT、MRI、セファロ、デンタルX線写真などの資料を検討し、初期治療としてスプリント療法を適応し顎位の安定を求めた。CTおよびMRI、CPIレコード、アキシパスレコードにて顎位の安定を確認した後、リラックスポジションにて模型を採得し4種類の治療計画を立案した。治療計画1は欠損部にインプラント治療のみ。治療計画2はインプラント治療と不良補綴物のやり直し。治療計画3はインプラント治療、補綴治療、矯正治療。治療計画4はインプラント治療、補綴治療、矯正治療、上下顎骨切りである。ベストの治療を希望した当患者は治療計画4を選択した。

まず患者の主訴である咀嚼障害を少しでも解消するために、バーティカルストップを獲得するべく下顎両側臼歯欠損部にインプラントを埋入した（セットアップ模型を参考）。骨結合を確認後、インプラント部位のプロビジョナルレストレーションを製作する時に咬合高径を上げる、つまり臨床歯冠長を回復させることに着目した。また咬耗により短くなった下顎前歯部も同様に解剖学的に理想的な歯冠長に戻し、不良補綴物も理想的な歯の形態に回復させるように変更した。その後、歯列矯正による動的治療を開始。動的治療中もスプリント療法を行った。6つ目のプロビジョナルレストレーションを装着後、

130

顎顔面領域への総括的アプローチ
―デジタル診断から顎位の安定、顔貌の改善へ―

大谷 昌

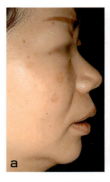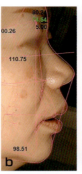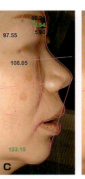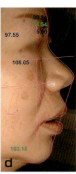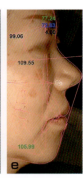

図18-a～e a：初診時の患者の側貌。b：インプラント治療のみを行った治療終了後の側貌。c：インプラント治療と全顎補綴を行った治療終了後の側貌。d：インプラント治療、補綴治療、矯正治療終了後の側貌。e：インプラント治療、補綴治療、矯正治療、骨切りの治療終了後の側貌。

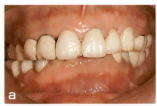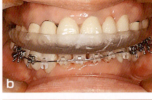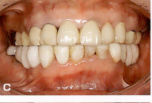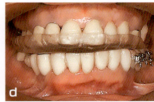
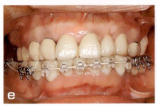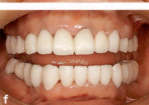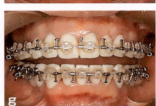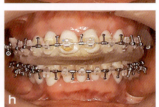

図19-a～h a：臼歯部のバーティカルストップを獲得するためにセットアップに基づいた位置にインプラントを埋入後プロビジョナルレストレーションを装着。b：スプリント治療にて顎位の安定を求めながら下顎に動的治療を開始。c：2つ目のプロビジョナルレストレーションにて臼歯部の咬合を挙上。d：3つ目のプロビジョナルレストレーションにて下顎前歯部に解剖学的に理想的な形態を付与した。e：骨切り前の術前矯正治療。f：動的治療終了後、すべての歯に解剖学的に理想的な形態を付与したプロビジョナルレストレーションを装着。g：骨切り手術に備えブラケットを装着。右側大臼歯部一点のみで咬合接触。h：スプリント治療にて顎位は安定しており、この時点でCO-CRのズレは解消されている。

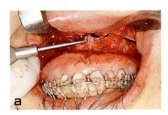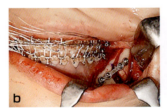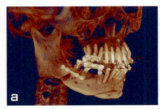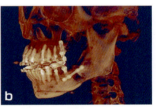

図20-a、b 顎離断手術は福岡大学医学部にて行われ、上顎はLe Fort I型、下顎はSSRO（下顎枝矢状分割術）が施された。

図21-a、b 術後のCTの3Dイメージ図。下顎のアシンメトリーが存在したため、骨切りの長さに左右差があることがわかる。

図22-a～c a：骨切り後の状態。顎関節、顎位、骨格的問題、口腔内での咬合接触すべての安定が得られた。b：歯牙周囲組織の安定を得るために歯周外科にて骨のレベリングおよび結合組織移植を行う。c：6つ目のプロビジョナルレストレーションを装着し、天然歯周囲組織の安定を待つ。

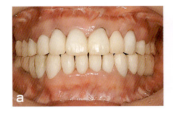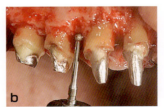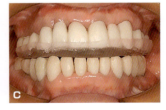

歯槽骨のレベリングおよび左側上顎側切歯部に結合組織移植を行った。全顎的な歯周組織の安定を確認後、最終印象採得を行い、補綴物を装着した。

初診より5年という年月を要したが、計画どおりの治療が完了した。最終補綴物装着後1年半経過したが、問題なく使用されている。口腔内の問題のみならず、骨格的な問題を解決することにより、審美的かつ機能的な口元、顔貌を再建することができた。

■ 正会員コンテスト

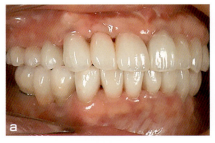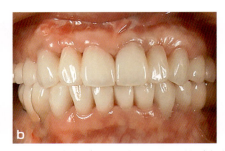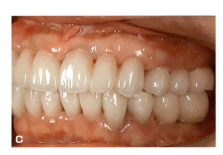

図23-a〜c 最終補綴装着後の口腔内写真。両側には犬歯ガイドを与え、顎関節が安定しているため咬合は安定している。

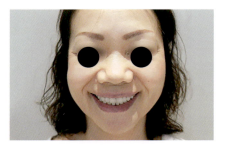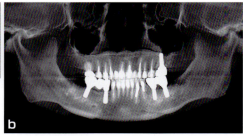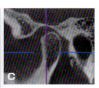

図24 骨格的な問題を骨切りにて解消しているため顔貌が大きく改善され、顎顔面領域の審美を達成することができた。

図25-a〜c 治療終了後の顎関節のCTおよびパノラマX線写真。両側の関節頭と関節窩の位置関係は改善され右側関節頭の変形した形態も改善された。上下顎骨格的な問題も解消され天然歯およびインプラント周囲組織も安定している。

● おわりに

口腔内を再建する際、インプラント治療は不可欠なオプションと言える。ただ、口腔内環境が崩壊した原因として上下顎の骨格的な問題や顎関節（顎位）の問題が潜在している場合が多く、それらの問題を解決することなく予知性の高い口腔内を再建することは困難である。

つまり、顎顔面領域が審美的かつ機能的であることが口腔領域の審美性、機能性の向上へとつながる。そのためには、顔貌の審美分析、骨格の硬組織診断、顎関節のCT、MRIによる顎位の診断など総括的な診断を行い、精度の高い明確な治療ゴールを設定し、顎離断手術、インプラント、矯正、補綴、歯周病などの治療オプションを組み立てることが最重要である。

崩壊した口腔領域の再建のためには、顎顔面領域を正面や側方三次元的に考察しつつ、より理想的な治療結果のための診査・診断を行い、顎関節、矯正、外科、補綴などの専門医によるチームアプローチが不可欠であると考える。

謝辞

今回のOsseointegration Study club of Japanの15周年という節目の記念大会で発表の機会をいただきましたこと、心より感謝申し上げます。

また、本症例の顎離断手術をご担当いただいた福岡大学医学部歯科口腔外科 喜久田利弘教授、顎位の安定から矯正治療まで多岐にわたり日々の診療を支えていただいている鷹木歯科医院 鷹木雪乃先生、顎位やスケルタルパターンを理解し補綴物に反映させて製作していただいている向後セラミック 長田浩司先生に心より感謝申し上げます。

ハンズオンコース／
歯科技工士／歯科衛生士
セッションレポート

岩野義弘

戸田勝則

蓮井恵理

YOSHIHIRO IWANO

MASANORI TODA

ERI HASUI

ハンズオンコースレポート

日本を代表する両講師が共演した軟組織マネジメントのハンズオンコース

岩野義弘　Yoshihiro Iwano　（東京都開業）

　さる2015年11月、Giovanni Zucchelli教授初来日講演の際、OJ15周年記念大会実行委員長の小川勝久先生より、15周年特別企画として、中田光太郎先生、瀧野裕行先生による、ハンズオンコースが企画されていると伺った。軟組織マネジメントにおいて日本を代表する両先生の共演。しかもお二方揃ってハンズオンをされるのは初めてとのこと。何をおいても参加したいと思い、案内を受け取るやすぐに申し込ませていただいた。案の定、早々に満席となったそうだが、参加できて本当に幸運であったと思えるほど、他では聞けない重要なエッセンスが散りばめられた、大変すばらしいセミナーであった。

　中田先生は、軟組織マネジメントにおいて避けては通れない、結合組織採取テクニックについての講演およびハンズオンを担当された。いくつかの採取テクニックが紹介されるなかで、厚みが欲しい場合には、Otto Zuhr先生が頻用するHurzelerとWengのSingle incision technique、必要ない場合にはZucchelli先生のZucchelli techniqueと、ほとんどのケースは両テクニックにて対応可能とのことであり、マイクロスコープ下で行われた結合組織採取の動画を織り交ぜた、大変わかりやすい講演がなされた。大臼歯部の粘膜は薄いが質が高く、第一小臼歯部の粘膜は厚いが脂肪が多く質が低いことが強調されるとともに、解剖学的要因にともない口蓋からの採取が困難な場合に応用可能な、上顎結節からの結合組織移植片採取テクニックについても解説がなされた。

　講演に続いてデモが行われたが、これが本当にすばらしかった（図1）。マイクロスコープ下にて、すべてのステップで臨床上の勘所を、実際の手技に沿って余すところなく伝えてくださった。以下Single incision techniqueのデモの様子を、順を追ってお伝えする。

①まず大口蓋孔の位置を把握する。これは指で拍動を感じる位置であり、切開の際に留意する。

②次いでプローブで幅を計測する。1歯分であれば最良の結合組織を採取可能な上顎第一大臼歯遠心〜第二小臼歯近心部より採取し、複数歯分必要であればまず遠心へ、足りなければ近心へ伸展する。

③大口蓋孔近心付近に浸潤麻酔を行う。この際低圧であれば結合組織は疎で質が悪いと判断し、場合によっては上顎結節からの採取に切り替える。

④歯頸部から2mm根尖側に粘膜に垂直なライン状切開

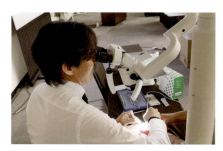

図1　講演に続いて行われた中田光太郎先生による結合組織移植片採取のデモ。

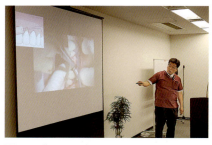

図2　動画にて細かなテクニックを解説する瀧野裕行先生。

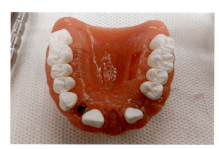

図3　本コースためにOJが特別に開発した実習用模型。

134

日本を代表する両講師が共演した軟組織マネジメントのハンズオンコース

岩野義弘

を遠心より浅く加える。ここからは左手にはプローブを把持し組織への挫滅を防ぐとともに、ゆっくり慎重な動きを心掛ける。

⑤極力薄く（0.5mmの均一な厚みで）口蓋粘膜に平行な切開を行う。口蓋咬頭が邪魔になるようならCK2を使用する。#15cの刃先（約9mm）が完全に隠れるまで少しずつ根尖側へメスを進めつつ、中で大きく膨らませることで、切開線と同幅の組織採取が可能となる。

⑥次いでメスにて深部の切開を行う。しっかり視認し、脂肪組織を残すよう少し浅く切開する。

⑦結合組織を離断する。組織をピンセットで確実に把持しつつ、まず近心に縦切開を、次いで根尖側を、最後に最も出血しやすい最遠心を切開、離断する。素早くアシスタントに最遠心部を圧迫止血させるとともに、患者にも万が一の際、同部を圧迫するよう指導する。

⑧トリミング後、7-0ナイロン縫合糸にて連続縫合する。

以上の留意点を踏まえ、ハンズオン実習が行われた。

次いで行われたZucchelli techniqueにおいては、もっとも困難かつ重要な点は上皮を完全に除去することであり、生理食塩水に湿らすと8倍の拡大下で判別可能であると説明された。同テクニックのハンズオンも同様に行われ、中田先生のパートは終了となった。

瀧野先生は、採取された結合組織移植片を用いた、インプラント埋入時のリッジプリザベーション、インプラント二次手術時における隣在歯根面被覆術と同時の軟組織増生およびModified roll techniqueに関する講演、デモおよびハンズオン実習を担当された。まず講演にて、EstheticとLongevityの双方を獲得するため、軟組織移植が必要不可欠であること、インプラントの成功のためには、インプラントポジション、補綴デザインと併せて適切な軟組織増生が肝要であることから、いかに的確な増生を行うかについて、われわれ聴講者を魅了する、動画での卓越したテクニックと洗練されたプレゼンテーションにて解説された（**図2**）。

デモとハンズオンは、中田先生同様臨床上の勘所を惜しげもなく披露しつつ行われた。瀧野先生の外科テクニックを間近で見られるまたとない機会に興奮を覚えつつ、目を皿にして拝見した。まずは抜歯後即時インプラント埋入を想定した上顎中切歯相当部に対し、ギャップをBPBMにて補填後、唇舌側結合組織内に部分層弁を

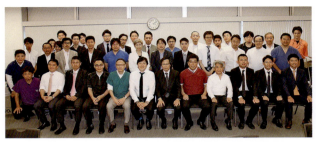

図4　ハンズオンコースに参加した受講者、講師の先生、運営された委員の方々らによる集合写真。

形成し、結合組織移植片を滑り込ませて移植するリッジプリザベーションである。乳頭の高さが不足している場合には、乳頭下まで形成、移植を行うこと、弁の厚みは歯肉側8：骨膜側2とすること、欠損部に対して十分に大きな結合組織を移植し、確実に血液供給を得ること、増生したい部位へ向けて牽引しつつ、移植片唇舌側4方向を縫合することが強調された。

次いで行われた上顎右側犬歯相当部インプラント周囲軟組織増生においては、大掛かりなGBRとは異なり、歯槽頂より若干口蓋側にスリップジョイントの水平切開を加えること、MGJの位置把握が重要であること、複数天然歯へのCTGの際、両歯の歯間乳頭を持ち上げトンネリングすること、再度弁で閉鎖するため、インプラント体の位置を把握すべくポジションインデックスを採得することが示された。

Modified roll techniqueはあと少しだけボリュームを増したい場合に有効であるとされ、特に縦切開の唇側限界が歯槽頂で留まるよう注意すること、および口蓋側半分の上皮をメスで削いだ後、唇側半分を同様に削ぐことが成功の秘訣であると説かれた。

本コースではOJで開発され、OJ15周年の刻印のなされた特別な実習用模型が用いられたが、今まで使用したどの模型よりも突出してすばらしいと感じた（**図3**）。ハンズオンに際しては、中田先生、瀧野先生はじめ役員の先生方が懇切丁寧に解説して回ってくださった。

ハンズオンが終了すると、得も言われぬ充実した空気が会場を支配しているのが感じられた。第2回もぜひ行ってほしい、いや間違いなく行われるであろう。卓越した技術を持つ両先生による、熱意溢れる本当にすばらしいコースであった（**図4**）。

歯科技工士セッションレポート

歯科技工サイドからの軟組織へのアプローチ
―デザイン、マテリアル、コンセプトの重要性―

戸田勝則　Masanori Toda　（T&S プランニング）

2016年7月30、31日に年次ミーティングが OJ15周年記念大会としてベルサール飯田橋ファースト（東京都）にて開催された。

水上哲也会長による開会の挨拶からはじまった歯科技工士セッションは、「軟組織のマネジメント」をテーマとして、座長に寺本昌司氏（大阪府開業）と山下恒彦氏（デンテックインターナショナル）を迎え明るく活気のあるものとなった。

最初に登壇した滝澤 崇氏（オーラルデザイン彩雲）は「インプラント上部構造に必用と思われる色調と形態」と題し、サブジンジバルエリアにおけるデザインの重要性や光と影の相乗効果に触れながら、インプラント補綴とクラウン＆ブリッジ補綴の両方を比較しながらケースプレゼンテーションを行った。補綴における蛍光性の役割や効果を、クラウンブリッジとインプラント症例に共通するコンセプトと共通しないポイントを交えながら解説した。

また、咬合・色調・形態・適合などがインプラント技工においてより良い長期予後を得るためには必要であるとして、これらのアプローチの重要性を説明した。そして、何よりもインプラント周辺軟組織において、美しい明るさを再現するためにはエマージェンスプロファイルと埋入ポジションを適切に設定する必要があり、十分な術前コミュニケーションも大事であるとした。しかし、必要なデザインとインプラント補綴の知識が身近に増えてきている昨今ではあるが、軟組織を意識した上部構造を製作することにおいてはまだまだ不十分であり、歯科医師と歯科技工士の十分な連携と高い共通認識が重要であると力説した。

二人目の演者として登壇した志田和浩氏（PREF）は「歯科技工士が考えるインプラント治療の手順と結果」と題し、治療計画の重要性ついて述べた。治療の計画段階から歯科技工士が参加することの重要性と、治療を引き返すことができなくなる "point of no return" について多くの症例を惜しみなく披露し熱く語った。インプラント埋入が終わってからの審美的改善には可能な範囲とそうではないものがあり、術後を考えた必用な手順を行わないことは軟組織に不自然さを与えてしまうばかりではなく、清掃性や経年的に問題を起こす可能性があるとした。しかしながら、近年身近になりつつある３Ｄプランニングと CAD/CAM システムを使用することで、確実なイメージを口腔内にトランスファーし、軟組織の設計をも意識した設計が可能であると述べた。

術後のシミュレーションイメージをそのままにインプラント埋入を再現することが可能になってきている今日では、歯科医師と歯科技工士が共通のイメージを具体的に共有することで最善の計画を立てることが可能になり、理想的なインプラントポジションが最終形態や軟組織に及ぼす影響を歯科技工士の立場からも十分に伝達することが可能であると語った。

三人目の演者として登壇した一栁通宣氏（デンテックインターナショナル）は「Longevity ―インプラント上部構造を成功へ導くための key ―」と題して、CAD/CAM とマテリアルについて講演を行った。さまざまなマテリアルの選択肢がある現在において、適切な選択と最新の

歯科技工サイドからの軟組織へのアプローチ
―デザイン、マテリアル、コンセプトの重要性―

戸田勝則

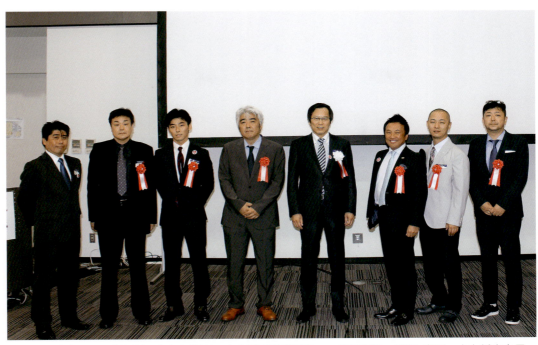

講演後に壇上にて記念撮影。左から筆者、寺本昌司氏(座長)、一柳通宣氏、滝澤 崇氏、水上哲也会長、山下恒彦氏(座長)、関 錦二郎氏、志田和浩氏。

マテリアルを使用することで、今まで欠点とされていたことが解決できるようになってきたと説明した。特にスクリュー固定タイプのインプラント上部構造をデザインする場合に、角度補正のできるアバットメントを用いるという新しい選択肢は多くの歯科医師や歯科技工士の興味を強く引いていた。

また、蛍光性をアバットメントに持たせることが審美インプラント修復において与える優位性についても語られ、蛍光性を持ったジルコニアアバットメントを使用した症例も非常に興味深いものであった。ジルコニアの歯周軟組織に与える光学特性の重要性を軸に、進化し続けているマテリアルの変化と上部構造のコンセプトを臨床例とともに解説し、どのようなジルコニアを材料として、どのようなシステムを使うことで優位性を得ることが可能となるかについて詳説した。

最後の演者として登壇した関 錦二郎氏(関錦二郎商店)は、「Gingival Characterize 〜 Anatomical Gingival shedding Technique〜」と題して、大規模なケースにおける不確定要素のリスク管理と、そのなかでの作業効率について語った。本講演ではhow toの動画を紹介しながら、マテリアルと再現の指針を詳しく解説した。また、Gingival Characterizeに関してはまだまだ技工においてガイドラインが成熟していないと述べ、自身の考えるコンセプトをもとに歯科技工士が日常臨床にて活かすことのできる理論とアイデアが説明された。また、ツールとしてのインスツルメントにおいて、身近にあり使いやすく便利な物をすぐに取り入れることのできる方法なども惜しみなく紹介した。

大会のテーマである「軟組織のマネジメント」について各演者がどのように語るのかが非常に楽しみであった15周年記念大会。全演者の共通認識として、術前から歯科技工士がプランニングへ参加することの重要性があった。インプラント治療のゴールをどこに設けるかでアプローチは変わるが、トップダウンで明確なゴールを共有することで術式を適切に選ぶことができる。

最新のデジタル診断から従来のワックスアップによる診断までさまざまな手法が紹介されたが、本セッションから歯科医師、歯科技工士、歯科衛生士の連携と認識共有の重要性を再認識させられる充実したセッションであった。

歯科衛生士セッションレポート

軟組織マネジメントにおける
歯科衛生士のさまざまな役割

蓮井恵理　Eri Hasui　（寺本デンタルクリニック）

　2016年7月30、31日の両日、ベルサール飯田橋ファースト（東京都）にて、OJ15周年記念大会が行われた。歯科衛生士セッションは31日午後から立ち見が出るほど満席の会場のなか、貴島佐和子氏、田内友貴氏が座長を務め、そうそうたる顔ぶれの演者4名が登壇した。

　最初に山口千緒里氏（ブローネマルク・オッセオインテグレイション・センター）が、「軟組織マネージメントおよびインプラント埋入手術における感染管理—歯科衛生士の立場から—」と題し講演を行った。
　山口氏は医科医療機器学会認定第2種滅菌技士の資格を取得しており、その立場から感染管理がなぜ必要なのかを述べた。感染防止とは感染経路を遮断することであり、その方法としてまず手術台付近の清掃方法を解説し、日常清掃の大切さ、置物はなるべく最小限にとどめ、噴霧の薬剤は使用せず、おもにお湯拭きがメインと述べた。
　術野の感染防止としては、滅菌パック開封時がもっとも汚染しやすいと伝え、器具などの取り出し時の注意点や、ラッピングとしてよく使用されるアルミ箔の滅菌方法、滅菌テープを使用した患者さんのドレーピングの方法などについて写真を用いてわかりやすく解説した。
　術中に使用したメスや注射針などの受け渡しについては、中間受け渡しゾーンを設け、トレーの上に術者が直接置くようにすれば針刺し事故の防止になると提案した。手術後の洗浄では、汚れのターゲットに合わせてタンパク質分解酵素洗剤を選択するべきであると強調し、使用には濃度や温度、時間なども重要であると述べた。手術に使用されるチューブ関係、コントラヘッドなどの取り扱いにも言及し、日々使用されるクラスB滅菌器の清掃も忘れてはいけないとした。

　なるべく時間や経費をかけずに、的確に感染管理をするためにはどうしたらいいのかは誰もが考えることである。詳細は演者の著書などを参考にされたい。

　次に下田裕子氏（水上歯科クリニック）は「歯科衛生士が行う術前、術後の管理」と題して講演した。口腔内の環境整備について、インプラント周囲疾患を防ぐためには術前の歯周基本治療が大切だと強調し、さらに患者さんのライフスタイルも考慮して治療スケジュールの管理も歯科衛生士が行うべきだと提案した。
　さらに、術後の口腔内管理における重要ポイントを挙げ、手術後の合併症や注意事項の説明のほか、治癒過程に適した栄養素、良質な食事指導も大切と述べた。とくに、手術後3週ごろからは初期固定が低下する時期として、患者さんの習癖や食事に注意が必要であるとし、同様にモチベーションも下がらないよう前向きな言葉がけを心がけるべきと述べた。また、歯科衛生士として手術後の患部の経過を見ていく必要があるため、健康な肉芽、病的肉芽がどのような状態なのかを写真を用いて紹介した。
　術後の洗浄については、自院ではアレルギーの出ない抗菌作用のあるオゾン水を使用しており、術直後には患部を柔らかい綿球にて拭いていくこと、治癒状態によって歯ブラシを変えていき、磨き方はローリング法とし、ブラシの先ではなく腹を使ってほうきで掃くように動かすと具体的に解説した。また、サージカルパック時の洗浄についても言及した。

編集後記

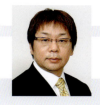

OJ学術委員会委員長 牧草一人　Kazuto Makigusa

　このたび15周年という記念すべき年にOJ 15thミーティング抄録集を発刊することができましたが、これもひとえに学術委員会ならびにOJ役員の先生方の多大なるご尽力の賜物と心から感謝いたします。

　ミッドウィンターミーティングでの発表では、16題の演題が集まりました。内容としてはインプラント治療そのものに直結するテーマ以外にも、歯周病、矯正、咬合や義歯などの隣接分野とインプラント治療との関連性をフューチャーした発表が多くみられたことは、ここ最近の傾向を踏襲したものでした。ミッドウィンターミーティングの方向性として学術委員長の立場で私が望むのは、多くの若い先生にご参加、ご発表していただくことです。そのためにはOJ側が若い先生方にどれだけ有益な情報を発信できるかにかかっており、それが今後の20周年、30周年へと続いていく礎となると信じています。

　年次ミーティングでの正会員発表では、今年も4名の正会員の先生によるすばらしいプレゼンテーションが行われました。ここでは、応募いただいたすべてのプレゼンテーション内容を学術委員会で事前選考し、そこで選出された4名の先生にご発表いただいています。もちろんのこと、予備選考を勝ち上がってこられた先生ですから大変すばらしい内容であり、日々の臨床や研究の成果を存分に示していただけました。

　今回の年次ミーティングにおけるテーマは「軟組織のマネジメント」でした。本来骨に埋入するインプラントですから骨の話題がメインとなるはずですが、審美領域へのインプラント治療やインプラント周囲炎の予防など最新のトピックスを考えると、軟組織のマネジメントはきわめて重要な「ピース」であることは周知のことです。そして本ミーティングを通じて、「軟組織の安定は硬組織の安定」を、「硬組織の安定は軟組織の安定」を導く、つまりこれら両組織は相互連携しながら両組織の安定が維持されていることを知り、両組織の正確な診査・診断が重要であることを再確認できました。

　私たち歯科医の願いは、インプラントが少しでも長く、安定した状態で機能し続けることであり、それは患者さんにとっても共通の願いであることを肝に銘じつつ、2年間の学術委員会委員長の任を終えたいと思います。そしてこの場をお借りして、お世話になった水上哲也会長、小川勝久前学術委員長、そして学術委員会のすべての先生に、心よりお礼を申し上げます。

別冊 歯科衛生士 THE JOURNAL OF DENTAL HYGIENIST

はじめの一歩に最適の一冊！
インプラントスタッフ向け入門書の決定版

新版 みるみる理解できる 図解 スタッフ向け インプラント入門

監修 中島　康／柏井 伸子／小川 勝久　　執筆 前田千絵／丸橋理沙／山口千緒里

ビジュアルで見せるレイアウト、
見開き2〜4ページ1項目を原則としたページ構成で、入門者にやさしい！
初版に、最新のエビデンス、インプラント器具・器材を加えた最新版！

本書の特長 1 インプラント治療に携わるスタッフのための入門書です。

本書の特長 2 どのページも豊富な写真とイラストで、直感的にわかるよう示しています。

本書の特長 3 術前、術中、術直後、メインテナンスごとにスタッフのすべきこと、習得しておきたい知識がわかります。

本書の特長 4 よくあるインプラントの術式および補綴処置の流れや介助時のポイント、準備する器具・器材を、写真で見ることができます。

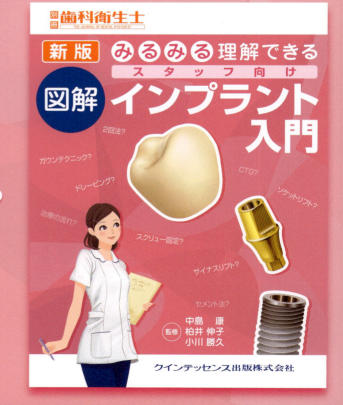

QUINTESSENCE PUBLISHING 日本　●サイズ：A4判変型　●128ページ　●定価　本体3,600円（税別）

クインテッセンス出版株式会社
〒113-0033　東京都文京区本郷3丁目2番6号　クイントハウスビル

日本発→世界レベルの最先端審美修復を今年も目撃する！

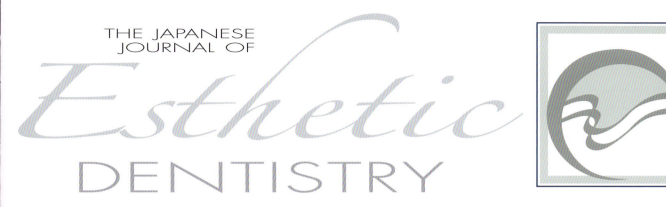

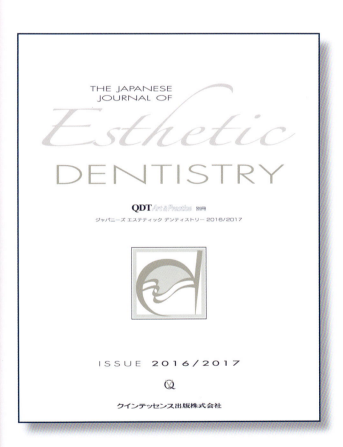

▼本誌は、2006年よりQuintessenz Verlag（ドイツ）が発行している「the International Journal of Esthetic Dentistry」の日本版。創刊3年目を迎え、日本独自のコンテンツがますます充実。日本が誇る著名臨床家陣が、世界を見据えたテクニックとマテリアルで送り出す審美症例の数々に目を奪われる。また、the International Journal of Esthetic Dentistryからの翻訳論文も見逃せない。本年も、審美修復の最先端に触れたい読者必読のエステティック・ジャーナルが仕上がった。読者は、最先端審美修復の目撃者となる。

山﨑長郎：編集委員長

山﨑長郎／南　昌宏／松川敏久／
松本邦夫／鈴木健造／中川雅裕／
Mauro Fradeani et al.：著

QDT Art & Practice 別冊
ジャパニーズ エステティック デンティストリー 2016／2017

●サイズ：A4判変型　●126ページ　●定価　本体6,000円（税別）

QUINTESSENCE PUBLISHING 日本

クインテッセンス出版株式会社
〒113-0033　東京都文京区本郷3丁目2番6号　クイントハウスビル
TEL. 03-5842-2272（営業）　FAX. 03-5800-7592　http://www.quint-j.co.jp/　e-mail mb@quint-j.co.jp

イラストで見る

天然歯のための審美形成外科
Mucogingival Esthetic Surgery

著　：Giovanni Zucchelli
監訳：沼部幸博
訳　：鈴木真名／瀧野裕行／中田光太郎

イラスト：Guido Gori

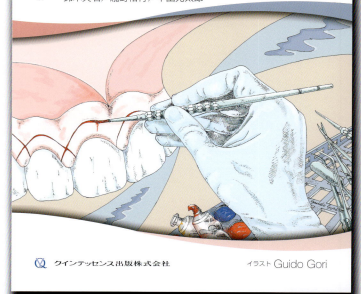

　本書は歯肉歯槽粘膜手術を探求し続けてきたイタリアのGiovanni Zucchelli氏によって執筆された、おもに天然歯に関する審美形成外科専門書の翻訳本である。特に歯肉退縮の根面被覆については他に類をみないほど微に入り細を穿って描写され、あらゆる歯肉退縮パターンに対する外科治療が、これでもかというほど詳細に説明されている。

　さらに、歯科医師でもあるGuido Gori氏の個性的なイラストと臨床写真を併用することで、異なる視点から各治療のステップを縦覧できるように配慮されている。天然歯の歯周形成外科を極めるには、まず避けては通れない決定版である。

QUINTESSENCE PUBLISHING 日本
●サイズ：A4判変型　●840ページ　●定価　本体50,000円（税別）

クインテッセンス出版株式会社
〒113-0033　東京都文京区本郷3丁目2番6号　クイントハウスビル

拡大写真で見る

ペリオとインプラントのための審美形成外科

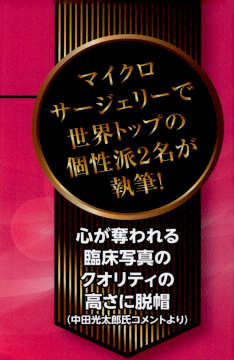

マイクロサージェリーで世界トップの個性派2名が執筆！

心が奪われる臨床写真のクオリティの高さに脱帽
（中田光太郎氏コメントより）

PLASTIC-ESTHETIC PERIODONTAL AND IMPLANT SURGERY

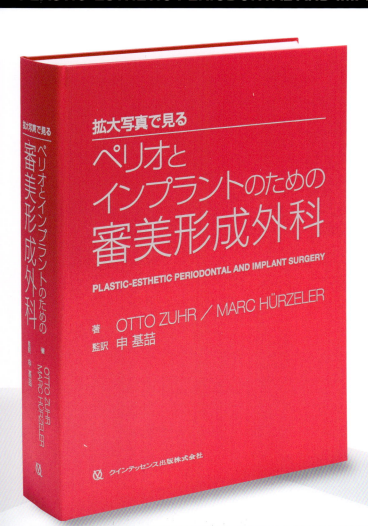

著：OTTO ZUHR／MARC HÜRZELER

監訳：申 基喆

本書はプラスティックサージェリーの第一人者と目されるOtto Zuhr氏、Marc Hürzeler氏によって執筆されたペリオとインプラントに関する審美形成外科の専門書である（原書は2012年発行）。
特筆すべきは全編にわたり使用されているマイクロスコープによる美しい写真。術式がステップごとにきめ細かく分けられ、その1つ1つをわかりやすい拡大写真で見ることができる。
審美のための歯周形成外科を学ぶ際に避けては通れない決定版大著である。

QUINTESSENCE PUBLISHING 日本 ●サイズ：A4判変型 ●880ページ ●定価 本体50,000円（税別）

クインテッセンス出版株式会社
〒113-0033 東京都文京区本郷3丁目2番6号 クイントハウスビル
TEL. 03-5842-2272（営業） FAX. 03-5800-7592 http://www.quint-j.co.jp/ e-mail mb@quint-j.co.jp

クインテッセンス出版の書籍・雑誌は、歯学書専用通販サイト『歯学書.COM』にてご購入いただけます。

PCからのアクセスは…
歯学書　検索

携帯電話からのアクセスは…
QRコードからモバイルサイトへ

別冊 Quintessence DENTAL Implantology
インプラントのための軟組織マネジメントを極める
オッセオインテグレイション・スタディクラブ・オブ・ジャパン
15th ミーティング抄録集

2017年2月10日　第1版第1刷発行

監　　修　水上哲也

編　　集　牧草一人 / 小川洋一 / 勝山英明 / 白鳥清人 /
　　　　　林　美穂 / 日髙豊彦 / 船登彰芳 / 松井徳雄

発 行 人　北峯康充

発 行 所　クインテッセンス出版株式会社
　　　　　東京都文京区本郷3丁目2番6号　〒113-0033
　　　　　クイントハウスビル　電話(03)5842-2270(代表)
　　　　　　　　　　　　　　　　(03)5842-2272(営業部)
　　　　　　　　　　　　　　　　(03)5842-2273(編集部)
　　　　　web page address　http://www.quint-j.co.jp/

印刷・製本　サン美術印刷株式会社

©2017　クインテッセンス出版株式会社　　禁無断転載・複写
Printed in Japan　　　　　　　　　　　　落丁本・乱丁本はお取り替えします
ISBN978-4-7812-0542-7　C3047　　　　　定価は表紙に表示してあります